Dietmar und Irene Mieth

Schwangerschaftsabbruch

HERDER / SPEKTRUM
Band 4016

Das Buch

Schwangerschaftsabbruch ist ein „heißes Eisen" in der aktuellen Diskussion. Dietmar und Irene Mieth stellen die Situation schwangerer Frauen, ihre Anliegen und Ansprüche in den Mittelpunkt ihrer Überlegungen. Ihr Buch ist ein überzeugendes Plädoyer für das Leben und für die Autonomie der Frauen. Wer das Leben will, muß auch die Bedingungen schaffen, in denen es sich entfalten kann.
Diskriminierung und Kriminalisierung der betroffenen Frauen helfen nicht weiter. Ebensowenig die Beseitigung sozialer Probleme mit chirurgischen Mitteln.
Dieses Buch zeigt alternative Lösungen des Problems. Autonomie und gesellschaftliche Verantwortung können gemeinsam gelebt werden. Die ethische Verantwortung des einzelnen und der Gesellschaft zeigt sich im engagierten Eintreten für die Entwicklung neuer Strukturen der Solidarität.

Die Autoren

Dietmar Mieth, Professor für Theologische Ethik an der Universität Tübingen. Autor zahlreicher Bücher zu ethischen Fragen.
Irene Mieth, Studienrätin, Veröffentlichungen zu pädagogischen Themen.

Dietmar und Irene Mieth

Schwangerschaftsabbruch

Die Herausforderung und die Alternativen

Herder
Freiburg · Basel · Wien

Originalausgabe

Technische Herstellung: Freiburger Graphische Betriebe 1991
Umschlaggestaltung: Joseph Pölzelbauer
Umschlagfoto: Peter Zahrt
ISBN 3-451.04016-6

Inhalt

Einleitung

Das Thema „Schwangerschaftsabbruch" beschäftigt die öffentliche Diskussion in einem neuen Schub seit dem Anfang der siebziger Jahre.

Im Zuge einer neuen Welle der Frauenemanzipation, der antiautoritären Bewegungen und der Auseinandersetzung mit ungerechten Gesetzen wurde in vielen Ländern um eine „Liberalisierung" der Abtreibung gekämpft, die vor allem der Selbstbestimmung der Frau mehr Raum geben sollte. Straffreiheit in den ersten drei Monaten („Fristenlösung") sollte diesem Ziel entgegenkommen. Ein möglichst geringes Risiko für die Frau und ein unkomplizierter medizinisch-technischer Vollzug schienen mit dieser Frist gewährleistet. Demgegenüber standen die Vertreter und Vertreterinnen der sogenannten Indikationenlösung, die Straffreiheit in bestimmten Fällen als „Ausnahme" gewähren wollten. Durch das Nebeneinander von Indikations- und Fristenlösung in der erweiterten Bundesrepublik Deutschland ist die Frage des Schwangerschaftsabbruches erneut strittig geworden. Einige Themen dieser Auseinandersetzung sind geradezu „klassisch":

- Wann beginnt das menschliche Leben? Was bedeutet der Lebensbeginn? Gibt es eine Abstufung des Lebensschutzes?
- Wer hat das Sagen? Die schwangere Frau, die Eltern, der Arzt, der Staat, der gesellschaftliche Trend?
- Wie wird der Grundsatz der Unantastbarkeit des menschlichen Lebens aufrechterhalten, wenn die „erzieherische" Hilfe der Strafdrohung wegfällt?

Um diese Themen geht es uns hier nicht. Gewiß haben wir eine Ansicht dazu, und einiges sollte im letzten Kapitel (Lernprozesse der Verantwortung) zur Sprache kommen. Wir haben jedoch in diesem Buch nicht die Absicht, das Verhältnis von Ethik und Recht ausführlich zu diskutieren. Was für den einzelnen ethisch richtig ist und was im Strafrecht richtig oder falsch ist, darüber gibt es viele Bücher. Nach unserer Ansicht berührt diese Diskussion jedoch nicht den Kern der Sache. Dieser Kern ist unsere gemeinsame soziale Verantwortung für die Weitergabe des Lebens, für den Lebensraum der Kinder, für die Bereitschaft, Mutter und Vater zu werden. Manchmal spricht man von „flankierenden Maßnahmen" und meint damit diesen Kern der Sache. Aber schon die Sprache ist entlarvend, so, als sie die Sozialpolitik eine nette Dame zur Begleitung, welche von der Rechtspolitik auf Feste ausgeführt wird. Im Alltag aber hat sie wenig zu sagen.

Sozialethisch gesehen ist dies ein Skandal. Drei Fälle für eine soziale Rechtfertigung des Schwangerschaftsabbruches verdeutlichen, was wir meinen.

Erster Fall: Die Studentin Lisa ist 23 Jahre alt und schwanger. Sie ist im 8. Semester ihres Studiums, das sie in einem, spätestens in zwei Jahren beenden möchte. Heirat oder gar Studienabbruch kommen nicht in Frage. Neben dem Problem, das der Ablauf der Schwangerschaft und das Mutterdasein für ihr Studium bringen werden, ist noch ein anderes Problem zu beachten: Sie muß mit der Kündigung ihres Zimmers rechnen, wenn sie Nachwuchs bekommt. Es war ohnehin schwer genug, an eine Bleibe heranzukommen. Die Eltern wohnen weit weg und sind überlastet. Möglicherweise kann ihr jemand helfen, aber die Zeit für die Entscheidung ist nicht lang.

Zweiter Fall: Elke arbeitet im Hotelfach. Sie ist inzwischen Ende Zwanzig, und nach einiger Zeit beim Empfang und in der Personalleitung könnte sie Geschäftsführerin werden. Sie liebt den Mann schon eine Weile nicht mehr, von dem sie ein Kind erwartet. Er bietet ihr keine Unterstützung außer der Bereitschaft, für etwaige Kosten einer Abtreibung aufzukommen. Mit selbstgerechten Zweifeln an seiner Vaterschaft sorgt er zudem für eine ständige Unterkühlung ihres Selbstwertgefühls. Beruflicher Abstieg und Mutterdasein scheinen ihr derzeit nicht vereinbar.

Dritter Fall: Die Arbeiterin Paula ist seit 17 Jahren verheiratet und hat mit ihrem Mann zwei Jungen. Sie hat immer mitgearbeitet, mit Unterbrechungen, so daß ein gutes Auskommen möglich ist. Eigentlich wünschen sie sich noch ein Mädchen. Da wird der Mann arbeitslos. Die Frau erfährt, daß sie schwanger ist. Sie hat Mühe, die kleine Mietwohnung zu halten. Die geplante Expansion der Familie in eine größere Wohnung ist zu teuer. Einer der Jungen ist häufig krank und braucht Zeit und Fürsorge. Die Arbeitskolleginnen sagen ihr, daß sie es doch heute nicht mehr nötig habe, ein Kind, das so vielen Problemen entgegensieht, auszutragen. Außerdem ist sie inzwischen 37 Jahre alt; eine Untersuchung auf Mongoloismus wäre, wie der Arzt sagt, ohnehin angebracht.

Es ist nicht schwer, solche, ähnlich oder ganz anders gelagerte Fälle zu benennen oder zu erdenken. Diese Frauen haben oder hätten ihre Kinder gern. Sie handeln unter der Voraussetzung, daß das Austragen der Schwangerschaft kein Schicksal und kein Muß mehr ist. Vielleicht wissen sie, daß frau heute eher dem körperlichen Risiko des Abbruchs entgehen kann als der psychischen Belastung nach einem Abbruch.

Der Wille zur Weitergabe des Lebens und zur Elternliebe sind oft da, doch, um mit Bert Brecht zu sprechen, „die Verhältnisse, die sind nicht so". Sie verlangen für die eigene moralische und spontan gefühlsmäßige Intention eine Art Heldentum. Soziale Verantwortung, so meinen wir, hätte die Aufgabe, den Menschen Heroismus zu ersparen. Dies mag zwar nur begrenzt möglich sein, aber es muß zumindest versucht werden. Gewiß gibt es Paare, die in keinem Fall Kinder haben wollen oder haben können. Aber dies ist nicht der soziale Regelfall, von dem wir ausgehen können.

Preisfrage: wer in unserer Gesellschaft will den Schwangerschaftsabbruch überhaupt? Gibt es Menschen, die ihn als eine Erweiterung der Methoden der Geburtenregelung betrachten, die alles frühe Leben im Mutterleib für eine Zellkultur halten oder für ein Gewächs im Frauenleib, das Objekt einer individuellen Entscheidung ist? Einer Entscheidung, die ähnlich aussieht wie die Frage nach dem Weiterleben eines Haustieres unter erschwerten Bedingungen? Können Menschen über Lebenssinn und Lebensberechtigung eines zukünftigen menschlichen Daseins entscheiden?

Wir gehen davon aus, daß niemand, wenn er die Bedingungen, die den Schwangerschaftsabbruch favorisieren, wegwünschen könnte, dies nicht auch tun würde. Wir haben auf der anderen Seite auch Verständnis für Menschen, die sich unter Belastungen selbst töten. Aber wir wünschen nicht, daß sie in den Zustand dieser Belastung hineingeraten. Wir wünschen hingegen, daß alles, was möglich ist, geschehen könnte, um ein weiteres Anwachsen der Selbsttötungen zu verhindern. Wir denken, daß in gleicher Weise keiner den Schwangerschaftsabbruch will. Doch haben wir alle auf die eine oder die andere Weise indirekt damit zu tun, manche von uns direkt. Denn wir alle sind von der Möglichkeit oder Unmöglichkeit sozialer Alternativen betroffen. Solche Alternativen werden schon durch die genannten Fallbeispiele mit provoziert. Für die Studentin stellt sich die Frage des Wohnraums und der Vereinbarkeit von Studium mit dem Leben als alleinerziehende Mutter. Für die Hotelfrau stellt sich die Frage nach der Basis des Mutterglücks in einer gelingenden Beziehung und die Frage nach dem beruflichen Aufstieg. Hier von Karriere zu sprechen wäre übrigens falsch. Beim Mann würde man im Rahmen eines üblichen beruflichen Aufstiegs niemals von Karriere reden. Für die Arbeiterin stellt sich die Frage nach den wirtschaftlichen Umständen, nach den Grenzen ihrer Belastbarkeit und ebenfalls nach dem Wohnraum. Hier mit einem Rollenwechsel mit dem arbeitslosen Vater zu rechnen, vor allem nach langen Jahren festgelegter Arbeitsteilung, ist eine Illusion.

Wie kann die Belastung durch einengende Umstände verringert werden? Das ist nicht einfach eine Frage an die jeweilige Nachbarschaftshilfe, es ist auch die Verantwortung der Bürgerinnen und Bürger, der Souveräne im Staat und ihrer Repräsentanten, der gewählten Politikerinnen und Politiker, Institutionen und Strukturen zu schaffen, die der einzelnen Frau zwar die Entscheidung nicht abnehmen, ihr aber unter gegebenen Umständen Heroismus ersparen können, wenn sie ein Kind zur Welt bringt.

Die Anklageschrift gegenüber denjenigen, die in der sozialen Verantwortung gegenüber dem Phänomen des Schwangerschaftsabbruches bisher versagt haben, ist ebenso lang wie die Liste derer, die bisher einzelne alternative Lösungen verhindert haben. Dabei braucht man nur an die Engstirnigkeit der katholischen Kirche in der Frage der Empfängnisregelung zu denken oder an die Abgeordneten, die sich 1973 gegen die Pille auf Krankenschein und damit in der Folge für die Abtreibung auf Krankenschein entschieden haben. Auch diejenigen, die subtile Unterscheidungen zwischen der Menschlichkeit menschlichen Lebens und der bloßen Lebendigkeit menschlichen Lebens, zwischen menschlicher Existenz und Erwartung von Lebensqualität gemacht haben, gehören zu den Intellektuellen, von denen Hannah Arendt einmal gesagt hat, daß ihnen unter allen Umständen etwas und meist zuviel einfällt. Vom Lebensrecht des *erwünschten* Kindes zu sprechen, wie das die Weltgesundheitsorganisation getan hat, ist geradezu eine Aufforderung zur vorgeburtlichen Auswahl.

Der Druck auf die politischen Repräsentanten hat sich stets am Strafrecht orientiert und in seinen Alternativen erschöpft. Keine Alternative des Strafrechts ist jedoch etwas wert, wenn sie nicht hinter die sozialen Erfordernisse auf den zweiten Platz gestellt wird. Wir können keine solidarische Gesellschaft mit der ehemaligen DDR propagieren und zugleich für das vorgeburtliche Leben Einschränkungen unserer Solidarität gelten lassen. Solidarität fängt zwar im engeren Kreise der Betroffenen an, aber Solidarität mit bedrohtem oder benachteiligtem Leben ist unteilbar.

Der größte Skandal ist die Tatsache, daß wir soziale Probleme im Endeffekt mit chirurgischen Mitteln austragen. Die Medizin wird dabei objektiv – bei besten Einzelabsichten – korrumpiert. Was Medizin meint, die Heilung von Krankheiten und die Pflege der Gesundheit, das verschiebt sich, bis einmal die Methoden der Medizin einschließlich der Beendigung von menschlichem Leben zur sozialen Endlösung zu werden drohen. Wir investieren unser Mitleid in das Skalpell statt in das notwendige Engagement. Dies geschieht merkwürdigerweise weniger deshalb, weil moralische Grundsätze strittig sind. Die heftigen Diskussionen, wer ein Mensch ist, wer über menschliches Leben zu entscheiden hat und wie wir das Plakat „Unantastbarkeit des Lebens" weiter an der Wand halten können, sind zum Teil nichts als Augenwischerei.

Denn sie berühren weder den sozialen Kern der Sache noch den Kern ethischer Verantwortung. Diese Verantwortung zeigt sich in der Entwicklung von Institutionen und Strukturen der Solidarität. Die Beratungssysteme, die sich der Schwangeren annehmen, sind nur der letzte mögliche Zipfel dieser Solidarität. Die hinnehmende Toleranz gegenüber dem Los der Frauen, die abgetrieben haben, enthält noch zuviel von jenem Selbstmitleid und von jener Übertünchung unserer Ängste, die wir wegen des Versagens unserer Solidarität haben.

Daß im nachhinein die Einfühlung an die Stelle des neutralen Urteils tritt, das erachten alle an der Diskussion Beteiligten inzwischen als akzeptabel, daß aber im vorhinein die mitmenschliche Solidarität das größere Gewicht hat, das wird höchstens folgekostenfrei deklamiert.

Der Schwangerschaftsabbruch stellt nicht nur eine Herausforderung für eine ungeteilte Option für das Leben dar, sondern auch eine Herausforderung für eine solidarische Gesellschaft, die nicht nur für deutsche Schwestern und Brüder, nicht nur für fremde Arbeitsmigranten, sondern auch für das auf uns sozial angewiesene werdende Leben neue Pflichten und neue Opfer fordert. Bisher haben wir noch niemanden von einer „Ergänzungsabgabe" zugunsten der Senkung der Schwangerschaftsabbrüche in unserem Land sprechen hören oder von Steuererhöhungen, die wegen des sozialen Wohnungsbaues, wegen der Verlängerung von Ausbildungszeiten für Frauen oder wegen der Errichtung menschenwürdiger und überall zugänglicher Kinderbetreuung verlangt worden wären. Gewiß sind andere politische Zielsetzungen damit abzuwägen: Ökologie, Sicherung und Erweiterung der Arbeitsplätze, Umbau auf Friedenswirtschaft und ähnliches. Aber das alles erlangt seine ungeteilte Glaubwürdigkeit auch nur dann, wenn es nicht auf dem Rücken der Sprachlosen ausgetragen wird, deren Fürsprecherinnen selbst unter großem Druck stehen – die schwangeren Frauen.

1. Statt Diskriminierung und Kriminalisierung – Respekt vor der Autonomie der Frauen

Eine Gebärstreikdebatte im Jahre 1913

Der Geburtenrückgang in den Industrienationen um die Jahrhundertwende hatte einerseits zu erneuten Anstrengungen gegen Abtreibungspraktiken und Verwendung von Verhütungsmitteln durch Frauen geführt, andererseits begannen Frauen auch, „ Gebärverweigerung als Widerstand" und als „Ansatz zur Neuorientierung der eigenen Lebensweise" zu verstehen (vgl. Bergmann, S. 81). Die Strafen gegen Abtreibung waren weiterhin als Abschreckung gedacht. Anneliese Bergmann schildert die Situation folgendermaßen:

> Mit den seit 1872 für das ganze Deutsche Reich im Strafgesetzbuch verankerten §§ 218–220 wurde einer Frau Zuchthausstrafe bis zu fünf Jahren angedroht, wenn sie eine Abtreibung bei sich provozierte oder auch nur den Versuch dazu unternahm. Wer Mittel zu diesem Zweck zur Verfügung stellte oder Hilfe leistete, konnte mit Zuchthaus bis zu zehn Jahren bestraft werden.
>
> Mit der verschärften Bekämpfung des Geburtenrückgangs häuften sich polizeiliche Bespitzelungen, Nachbarn wurden dazu animiert, Verdächtiges zu melden, und Ärzte sollten dafür gewonnen werden, Informationen über die ihnen bekanntgewordenen kriminellen Abtreibungen an höhere Instanzen weiterzugeben. Die Verurteilungen nach den §§ 218–220 nahmen von Jahr zu Jahr zu. Von 411 im Jahre 1900 stiegen sie auf 976 bis zum Jahre 1910, und 1914 waren es schon 1755. Selbst die Androhung der Strafe bei versuchter Abtreibung war nicht nur als Abschreckungsmittel gedacht, sondern kam tatsächlich zur Anwendung. Bekannt wurde das Beispiel der Verurteilung einer Frau zu Gefängnis, die in dem Glauben, schwanger zu sein, „recht viel Glühwein trank", obwohl – wie sich im nachhinein herausstellte – die angenommene Schwangerschaft ein Trugschluß war.
>
> Die Verurteilungen wegen Abtreibung stiegen an, aber auch die jähr-

lich geschätzte Dunkelziffer heimlicher Abtreibungen. Diese wurde 1912 auf mindestens 100000 geschätzt... Experten begannen zu überlegen, was im Falle einer totalen Strafverfolgung passieren würde: Die Gefängnisse wären dann völlig überfüllt, da „... mindestens die Hälfte aller Frauen des in geordneten Verhältnissen lebenden Arbeiterstandes und des kleinen Beamtentums einmal oder mehrfach Kinder abgetrieben haben. Im Mittelstand müßten sogar drei Viertel aller Frauen ins Gefängnis geworfen werden, wollte man jede wegen des gedachten Verbrechens bestrafen ..." (Bergmann, S. 86).

Weil Frauen sich international gegen die Kriminalisierung auflehnten, wurden sie als gewissenlos diskriminiert:

Die merkwürdige Gleichgültigkeit des weiblichen Gewissens gegenüber der Abtreibung der Leibesfrucht wird in allen Ländern beobachtet ... die meisten Frauen, darunter hochgebildete und sehr feinfühlige, die gegen ihren Wunsch schwanger geworden sind, denken ohne die geringsten Gewissensbisse an die Hervorrufung künstlicher Fehlgeburt (Alfred Grotjahn, Geburten-Rückgang und Geburten-Regelung, Berlin ^{2}1921, S. 56).

Danach gab es noch keine Statistiken über Todesfälle von Frauen beim Abbruch. Später, „in den 20er Jahren wurden die Todesfälle auf10000 jährlich geschätzt" (Bergmann, S. 87).

Neben der Abtreibungspraxis, den schwer zugänglichen Verhütungsmitteln und dem vom Mann abverlangten abgebrochenen Sexualverkehr (coitus interruptus) gab es die sexuelle Verweigerung der Frau:

Die sexuellen Verweigerungen von Frauen können als eine Antwort auf die ihnen auferlegten Beschränkungen in der Geburtenkontrolle verstanden werden, aber ebenso als eine Ablehnung des Mannes und seiner Sexualität. Beide Momente sind kaum auseinanderzuhalten. *Wollten Frauen ihr Schicksal als Gebärerinnen und Mütter selbst in die Hand nehmen, so war ihre Sexualität von den schädlichen Verhütungsmitteln und zugleich von einer patriarchalischen Familiengesetzgebung überschattet, in der das Entscheidungsrecht „in allen das gemeinschaftliche Leben betreffenden Angelegenheiten" (§ 1354 des Bürgerlichen Gesetzbuches von 1896) beim Mann lag, die Frau die Folgepflicht hatte und in der vor allem auch die Beischlafpflicht verankert war (§ 1353 und § 1568 BGB).* (Bergmann, S. 88).

Folgepflicht und Beischlafpflicht aufrechtzuerhalten war Ziel einer Diskriminierung, welche Frauen sofort zu spüren bekamen, wenn sie gegen den Willen des Ehemannes die Familie planen wollten. Das zeigt das Schicksal Alma Wartenburgs, einer sozialdemokratischen „Schlosserfrau" aus Hamburg. Sie war die einzige Frau, die in der Öffentlichkeit den Gebärstreik propagierte und damit bekannt wurde. Etwa seit 1911 führte sie ähnliche Frauenveranstaltungen durch wie Moses und Bernstein (Ärzte, die seit 1910 öffentliche Vorträge über Verhütung hielten und deshalb viel angegriffen wurden). Allerdings gab sie eine andere Begründung für die Geburtenverweigerung:

„Wenn der Staat auch noch soviel Gesetze gegen den Rückgang der Geburten schaffe, so müsse die Frau doch Herrin über ihren eigenen Körper bleiben. Das Recht, sich gegen Geburten zu schützen, stehe ihr selbst gegen den Willen ihres Ehemannes zu!"

Den Akzent in ihrer Argumentation legte sie unmißverständlich auf das Selbstbestimmungsrecht der Frau. Ihr Engagement für das „Recht" auf Geburtenkontrolle auch gegen den Willen des Ehemannes brachte sie nicht nur mit der SPD, sondern auch mit der Justiz in Konflikt. Die Partei distanzierte sich von ihr, und wegen eines Lichtbildervortrages über Verhütungsmethoden wurde sie nach § 184 zu einer mehrmonatigen Gefängnisstrafe verurteilt. Auch gegen Moses war ein Ermittlungsverfahren eingeleitet, aber wegen unzureichender Beweismittel wieder eingestellt worden. Dagegen wurde A. Wartenburg demonstrativ, stellvertretend für proletarische Frauen, öffentlich beschimpft, bestraft und kriminalisiert und hatte so ihre überregionale Bekanntheit vor allem der Justiz und den öffentlichen Reaktionen von Männern zu verdanken. Charakteristisch für die Behandlung Alma Wartenburgs sind die Sätze des Zentrums-Abgeordneten v. Steinaecker im Preußischen Landtag:

„Können Sie es mir übelnehmen, wenn ich erkläre, daß diese Frau eigentlich gefährlicher ist als ein wildes Tier, das auf die menschliche Gesellschaft losgelassen wird, und daß die Frau daran schuld ist, wenn die gesunde Sinnlichkeit, die sittlichen Grundlagen ihrer Genossinnen durchaus verdorben werden?" (Bergmann, S. 97)

Die sexuelle Verweigerung war oft das einzige Mittel, langfristig Geburten auszuschließen. Vorwürfe, daß die Männer fremdgingen, waren in Kauf zu nehmen. Männer trösteten sich mit dem Gedanken, daß der „Gott Eros" und „der liebe Storch" mit dem Problem fertig werden würden.

1913 erschien in der Münchner Illustrierten „Jugend" folgendes Gedicht:

Der Gebärstreik

Unsre Zeit ist sonderbar,
Und sie treibt barocke Blüten;
Manches Ei sieht man bebrüten,
Welches dann nicht schmackhaft war.

Oftmals wird der Blick gelenkt
Auf ein ganz Verständnisloses –
Etwa jenen Doktor Moses,
Der den Ehestreik verhängt.

Meint er's wirklich gut und nett?
Oder sollt' er ihrer spotten,
Dieser Doktor, der boykotten
Wiege will und Ehebett?

Als Prophet, so steht er da
Stolz auf seinem Rednerstuhle
Und verspult die alte Spule
Weiland der Lysistrata!

Und ihr Fall hätt' doch gelehrt,
Daß in dieser einen Frage
Alle Disziplin versage,
Weil sie allzuviel begehrt!

Weil Gott Eros stärker ist
Als der schönste Doktor Moses,
der den Streik des Frauenschoßes
Proklamiert als Utopist!

Er blamiert sich dorch und dorch –
Sieghaft über den Parteien
Schwebt trotz allem Veto-Schreien
Nach wie vor der liebe Storch!

Lysistrata, eine Figur aus der griechischen Komödie, steht

> für die Rebellion von Frauen, die mit ihrem „Sexual-Gebär-Streik" die patriarchalische Herrschaft in zweierlei Hinsicht angriffen: einerseits mit der Verweigerung, Söhne für den Krieg zu produzieren und andererseits mit der Verweigerung sexueller Verfügbarkeit. In dem vorliegenden Gedicht wird zwar die Existenz dieser weiblichen Waffe zugestanden, ihre praktische Umsetzung aber als eine fixe Idee ausgegeben. Die männliche Stärke scheint so abgesichert, daß sich der Gebärstreik schließlich als Utopie herausstellt und zu keiner realen Bedrohung männlicher Sexualität wird. Der Mann geht in diesem Kampf als Sieger hervor – sein Triumph wird durch das Resultat der Kindeszeugung ausgedrückt, im Gedicht symbolisiert und mystifiziert im „lieben Storch". Die Macht des Mannes über den „Frauenschoß" ist ebenso Macht über den weiblichen Körper als sexuelles Lustobjekt wie über das Organ Gebärmutter (Frauenschoß)! (Bergmann, S. 100).

Hinter hochmoralischen Ansprüchen in den Kirchen und in der Gesellschaft stand also oft der „Wille zur Macht". Es ist nicht zu verwundern, daß sich seither der Protest der Frauen dagegen immer wieder äußerte und in der zweiten Hälfte des 20. Jahrhunderts fortschreitend durchsetzte.

Helfen statt strafen?

Die für 1991 erwartete erneute Auseinandersetzung um Indikationen- oder Fristenlösung – das Wort „Lösung" zeigt hier schon die ganze Misere an, denn „gelöst" wird nichts, weder im einen noch im anderen Fall – führt in vermehrter Weise dazu, daß vor allem kirchliche Stellen Hilfsfonds für werdende Mütter, später für Alleinerziehende einrichten. Sie wollen auf jeden Fall die Hilfe *vor* die Strafe stellen, erklären sich aber auf der anderen Seite, wie das Zentralkomitee der deutschen Katholiken, klar gegen das Konzept „Helfen *statt* Strafen". Die männliche Position in Sachen Abtreibung, so heißt es in einem Buch einer Mailänder Fraueninitiative über die „weibliche Freiheit", sei eben durch „Recht und Moral" gekennzeichnet, die weibliche durch „Gewalt und Leid" (S. 66f.). Auf die Frage nach einem neuen Moralkonzept für Männer und Frauen, in welchem diese unterschiedlichen Zugänge beachtet werden, werden wir am Schluß dieses Buches noch zu sprechen kommen.

Hilfsfonds und Ausweitung der Beratungsstellen sind gute Maßnahmen. Sie werden auch nicht dadurch schlecht, daß die Motive nicht immer klar sind. Denn wir werden den Verdacht nicht los, daß dies doch manchmal im Sinne der eingefahrenen Sprache der rechtlichen Abtreibungsdiskussion eine „flankierende Maßnahme" zur positionellen Verteidigung des Strafrechts darstellt. Aber ist denn das Strafrecht, das ausgehängte Plakat für das sittliche Bewußtsein, keine Hilfe?

Das Strafrecht – der hilflose Helfer

In unserem sittlichen Bewußtsein unterscheidet die Moralpsychologie drei Ebenen der Motivation: die Angst vor Strafe oder die Hoffnung auf Belohnung; die Aufrechterhaltung von Recht und Ordnung; die freie Selbstverpflichtung (Autonomie). Erst auf der dritten Ebene ist die Sittlichkeit in ihrem eigentlichen Element. Normen werden hier frei anerkannt. Was wir wollen und was wir sollen, ist dasselbe. Aber wir wissen alle, daß dies eher die Ausnahme ist. Wo wir nicht selbst nachdenken, wo wir nicht selbst durch besondere Betroffenheit herausgefordert sind und wo wir uns auf andere verlassen, sind uns die Motive oft unbewußt.

Rechtsnormen verhängen Sanktionen (oder heben sie auf). Hier wird also das Motiv der Angst verstärkt. Auch das Motiv der Übereinstimmung mit der Ordnung spielt eine Rolle. Wenn wir die Sittlichkeit nicht nur auf einzelne Personen, sondern auch auf den moralischen Standard der Gesellschaft beziehen, ist Recht eine realistische Rahmenbedingung für moralisches Verhalten.

Diese Erkenntnis führt viele Menschen dazu, die Rechtsnorm und ihre Moralvorstellungen nicht zu weit auseinanderdriften zu lassen. Daher sind Auseinandersetzungen um die Rechtsnorm auch Auseinandersetzungen um die Moralvorstellungen. Diese sind oft weit voneinander entfernt.

Ein anderer Gesichtspunkt kommt hinzu. Im Recht drückt sich, wenn auch in sehr allgemeiner Weise, das aus, was nach gesellschaftlichem Konsens als richtig erscheint. Nun haben wir ja darauf hingewiesen, daß die Maxime der Gesellschaftsethik, Schwangerschaftsabbrüche sollten ebensowenig sein, wie Selbsttötungen sein sollten, kaum bestritten werden kann. Ihre Bestreitung setzte voraus, daß das werdende Leben nicht für schutzwürdig gehalten wird, daß z.B. Abtreibung als – oft besser als andere geeignete – Methode der Geburtenregelung akzeptiert wird. Davon sind wir in unserer Republik, zumindest in der offenen Diskussion, noch weit entfernt.

Wenn wir also Schwangerschaftsabbrüche im Sinne eines allgemeinen Vorsatzes nicht wollen, dann soll das Recht dies auch plakativ zum Ausdruck bringen. In dieser Konzeption ist das Recht gleichsam die „Fahne", mit der die Gesellschaft ihre Überzeugungen bekundet. Aber wenn hinter dieser Fahne keine Realität steht, könnte das „Flagge zeigen" auch Ausdruck von Heuchelei sein.

Gegen die sogenannte Fristenlösung wird vorgebracht, daß sie gleichsam die Fahne des Lebensschutzes für einen bestimmten, eher technisch begründeten Zeitraum einzieht. Damit wird ein sichtbares Symbol aufgegeben, das vielen zur Orientierung dient. Man kann dagegen einwenden, daß dieses Symbol in der Verfassung seinen Platz hat. Aber die Verfassung wird nicht so hautnah wahrgenommen wie das Strafrecht.

Auf der anderen Seite hat auch die sogenannte Indikationenlösung, das in der „alten" Bundesrepublik seit 1976 geltende Recht, einen Nachteil, der in der Entwicklung erst richtig sichtbar geworden ist: das schon erwähnte faktische Gefälle von der Straffreiheit über die Nicht-Rechtswidrigkeit zur Legalität und schließlich zum Rechtsanspruch. Die Finanzierung durch die Krankenkassen trägt zu diesem Gefälle bei. Indikation heißt Legitimation. Schuldgefühle sind zwar da, aber von reaktionären Instanzen gemacht. Mann/Frau muß sich von ihnen befreien.

Demgegenüber hat die sogenannte Fristenlösung den Vorteil, daß sie nichts „Moralisches" an sich hat. Sie ist einerseits von der Technik, andererseits von der Verringerung von Fremdbestimmung und Leid für die betroffenen Frauen geprägt. Es ist deshalb nicht erstaunlich, daß eine Mehrheit der Frauen mit einer Fristenlösung eher etwas anfangen kann. Dazu kommt, daß eine Indikationenlösung ebenfalls, und zwar zusätzlich, Fristen setzen muß, die z. B. im Fall der eugenischen Indikation über die Dreimonatsfrist hinausgehen.

Ganz ohne Balance zwischen dem „männlichen" Gesichtspunkt von „Recht und Moral" und dem „weiblichen" Gesichtspunkt von „Gewalt und Leid" wäre die Streichung jeder strafrechtlichen Plakatierung. Sie verstärkt die Last der Entscheidung in Problemsituationen und verlängert sie bis zur Geburt; sie anerkennt nicht, daß zwischen ungeborenem Leben in den letzten Monaten der Schwangerschaft und geborenem Leben angesichts der Überlebensmöglichkeiten von Frühgeburten kein Unterschied begründet werden kann; schließlich verstärkt sie das Argument des „Flagge streichens", das gegen die Fristenlösung schon erhoben wird.

Pointiert können wir sagen: die sogenannte Indikationenlösung friert den moralischen Konsens auf einem komfortablen niederen Niveau ein. Sie ist ein Formelkompromiß: die einen können sagen, daß alle die „Freiheit" haben, die sie wollen; die anderen können das Feigenblatt ergreifen, daß es sich um indizierte „Ausnahmen" handelt. In der Praxis ist dieses aufgemalte Feigenblatt freilich längst abgeblättert. Sollten die Kirchen etwa für eine Indikationenlösung kämpfen, wenn nur die Fristenlösung am Horizont auftaucht, obwohl sie auch mit der Indikationenlösung nicht einverstanden sein können?

Die Fristenlösung stellt einen höheren Anspruch an die Fähigkeit, Moral und Recht unterscheiden zu können. Rechtsfreie Räume sind keine ethikfreien Räume. Um diese Erkenntnis in allen Lebensbereichen – Wissenschaft, Medien, Wirtschaft usw. – kommen wir immer weniger herum. Ein Grundsatz der Moralpädagogik lautet, daß man Mündigkeit dort vorwegnehmen muß, wo man ihrer noch nicht sicher sein kann, denn wenn man dies nicht tut, friert man die Unmündigkeit ein.

Wir haben hier nicht die Absicht, diese Diskussion zu einer abschließenden Position zu führen. Wir wollen ja vielmehr diejenigen beunruhigen, die diese Diskussion im Sinne eines „Stellvertreterkrieges" führen, um der Sache selbst auszuweichen, der Verantwortung einer solidarischen Gesellschaft. Diese Verantwortung drückt sich in hautnaher Hilfe und in besseren Institutionen aus.

Wir haben gefragt, ob das Recht eine Hilfe sein kann. Die Antwort lautet nicht einfach: Nein. Aber Normen bleiben stumm, wenn es um die Antwort auf die eigentliche soziale Herausforderung geht. Die bestehenden normativen Alternativen wirken sich nicht einschränkend oder helfend auf die Situation der Schwangeren aus. Sie erzeugen freilich einen vielleicht heilsamen Zwang, die Richtigkeit des eigenen Handelns zu rechtfertigen. Obwohl kaum Verurteilungen wegen des früheren § 218, der Schwangerschaftsabbruch generell unter Strafe stellte, in der Zeit vor der Reform der siebziger Jahre nachzuweisen sind, bestand doch die Angst, zu gefährlichen Methoden, Geheimnistuerei und kriminellem Verhalten greifen zu müssen. So erzählt eine junge Frau aus der DDR von dieser Zeit:

> Der, von dem ick det Kind hab, war Musiker in unserer Band. Echte Liebe wars nich gewesen, det war reine Dummheit. Da hat er mich mal eingeladen zu sich nach Haus, da war der Zug weg, nu kochen wir noch 'n schönen Kaffee. Und die liebe doofe Ute jeht ihm uffn Leim. Ach je. Det erstemal, wo ick mit ihm jeschlafen hab, gleich isset passiert. Gloobt mir keener. Ick fand det dermaßen abstoßend. Der hat seine ganze Überredungskunst uffwenden müssen, und ohne Schnaps wärs überhaupt nich jegangen. Ich konnte den Typ nich mehr sehn, ick hab ihn richtig gehaßt. Von dem Kind hab ick ihm nischt erzählt, habs mir vielleicht nich getraut. Mein Bruder hat mir erst erklärt: Also, Ute, in den und den Tagen mußte uffpassen! In der Schule haben wir det wissenschaftlich erklärt bekommen, vom marxistisch-leninistischen Standpunkt, welche Verantwortung man trägt. Aber wie det nu in der Praxis aussieht, hat uns keener gesagt. Mit achtzehn noch so blöd, wa? *Wenn es damals schon die Pille oder die freie Abtreibung jegeben hätte, wär Jens bestimmt nich da.* Det Verhältnis zu ihm war janz komisch. Wat, det soll meen Kind sein, ach Jott, nee, kann ja nich wahr sein! Erst als er angefangen hat, Mama und Auto zu sagen, hab ich die berühmte Mutterliebe bemerkt (Wander, S. 41).

Normen konnten also das Austragen von Kindern einmal erzwingen. Das ist Vergangenheit. Einem restriktiven Strafrecht können die Frauen ausweichen, wenn Freizügigkeit besteht. Für die Ablehnung des Kindes ist die straffreie Abtreibung nicht so entscheidend wie die soziale Diskriminierung. Das hat auch die Frau aus der DDR der siebziger Jahre erfahren, deren Geschichte wir zitierten:

> Dann hab ick angefangen im Betrieb. In zwee Betrieben bin ick nich anjekommen: *Schwangere können nicht Schicht arbeiten, demzufolge tuts uns leid.* Det hat mich mächtig geschockt, det manche Betriebe es sich so leicht machen. Als ledige Mutter ist man ganz schön benachteiligt. Vor vier Jahren hab ick mich für eine Wohnung angemeldet, weil es steht im Gesetzbuch, det ledige Mütter mit Kind als Familie gelten und eine angemessene Wohnung beanspruchen können. Obwohl sich viele Ehepaare später beworben haben als ick, haben die schon eine Wohnung, ick nich. Ick hab also Jens uff die Welt gebracht, und nach zwee Monaten hab ick ihn in die *Wochenkrippe* gebracht und bin Schicht gefahren! ...
>
> Nu mach ick Fachschulstudium nebenbei. Ick bekomme een Studientag im Monat, zusätzlich zum Haushaltstag, und eenmal in der Woche, wenn ick zum Unterricht geh, krieg ick ooch frei. Ick brauch so wat: wat lernen und mich beweisen. Wenn mir eener mal ein Lob erteilt, arbeite ick doppelt so jut, Mensch, da bin ick wie umgewandelt, da hab ick gleich viel mehr Kraft. Ick hab 'ne Menge Funktionen, manchmal wird mir det zu viel, aber die Trägheit der andern, die regt mich so uff, die hält mich in Trab (Wander, S. 42).

Arbeit, Wohnung, Weiterstudium sind für diese Frau wichtigere Aufbauelemente für ein Zusammenleben mit dem Kind als Strafrechtsnormen. Gerade hier zeigt sie das Auseinanderklaffen von Sozialgesetzen und sozialer Realität: im Betrieb, in der Wohnungssuche. Die Diskriminierung wirkt noch stärker als die Kriminalisierung. Umgekehrt sind Wochenkrippe, Haushaltstage, Studientage Elemente für Selbstverwirklichung und die Möglichkeit, soziale Anerkennung zu erwerben. Mit dem Ende der Diskriminierung können solche Elemente noch mehr Realität werden und umgekehrt dann dabei helfen, Reste von Diskriminierung abzubauen.

Statt sozialer Diskriminierung und rechtlicher Kriminalisierung – Entfaltung der freien Selbstverpflichtung (Autonomie)

Zwei Fälle der Diskriminierung bewegen uns besonders. Der eine Fall ist die im Gerichtsverfahren als atmosphärisches Umfeld entstehende Hetze. Sie schließt nicht nur Angeklagte, sondern auch Zeuginnen ein. Wenn z. B. ein Arzt angeklagt ist, ohne Indikation Abbrüche vorgenommen zu haben, werden seine Patientinnen gleichsam mit angeklagt. Oft besteht die Schizophrenie darin, daß Männer als Anwälte eines von den Frauen gedanklich getrennten und damit abstrakten (abstrahieren – von etwas absehen) werdenden Lebens auftreten und daß die gleichen Männer einer auf sie selbst zukommenden Belastung – bei schwangeren außerehelichen Geliebten oder bei schwangeren jungen Töchtern – nicht standhalten könnten.

Der zweite Fall ist die Diskriminierung der Frauen, die einen Schwangerschaftsabbruch vermeiden wollen. Adoptionsfreigabe wird soviel schlimmer diskriminiert als Schwangerschaftsabbruch. Eine Mutter sollte ihr Kind eher töten lassen als einer anderen Frau übergeben. Auf andere Weise wird eine Frau diskriminiert, die ein behindertes, z. B. mongoloides Kind zur Welt bringt und ihm ihre Fürsorge schenkt. Auch hier ist das Mitleid eher bereit, das „Problem" aus der Welt zu schaffen, weil wir alle lieber Probleme lösen als sie ertragen.

In jedem Fall handelt es sich um eine Diskriminierung von Autonomie. Autonomie ist sittliche Entscheidung in Selbstverantwortung (wörtlich: „ freie Selbstverpflichtung) im Gegensatz zu sozial auferlegter und durch soziale Diskriminierung sanktionierter (bestrafter) Sittlichkeit. Wer Sittlichkeit ohne Tabu will, braucht Autonomie.

Wenn es einen Konsens darüber gibt, daß der Schwangerschaftsabbruch, aufs Ganze gesehen, keine taugliche „Problemlösung" sein darf, dann müssen wir die Herausforderung, um die es geht, neu formulieren. Wir sehen, daß die Diskussion um die „Unantastbarkeit des Lebens" einerseits und die Zumutbarkeit einer Zwangsvollstreckung eingetretener Schwangerschaften andererseits für Frauen vom eigentlichen Thema der sozialen Verantwortung ablenken. Denn in solchen Diskussionen recht zu haben bedeutet, von der sozialen Wirkung her gesehen, nicht das geringste. Weder die Freigabe noch die Bestrafung – die ohnehin nur äußerst selten einzulösen wäre und daher nur diskriminierende Funktion hätte – könnten etwas an sozialen Tatbeständen ändern, die mit ungenügendem Lastenausgleich für Familien, mit Wohnungsnot und mangelnder Elastizität von Ausbildung und beruflichem Aufstieg zu tun haben. Ebenso ohne soziale Bedeutung ist die Diskussion über die sogenannte „Fristenlösung" im Gegenüber zur sogenannten „Indikationenlösung". Auch die „Indikationenlösung" kennt Fristen, die im Falle der genetisch (durch Krankheit des Kindes) bedingten Indikation bis zu fünf Monaten gehen können. Wir wüßten nicht zu sagen, was in der Wirkung für das einzelne Handeln eine weit ausgelegte soziale Indikation gegenüber einer fristgebundenen Entscheidung der Frau an Vorzügen aufzuweisen hat. Beides wäre „legal" und kostenneutral.

Der Unterschied, der hier reklamiert wird, bezieht sich allein auf eine Fiktion. Durch das Festhalten an einer Indikationenlösung, so ineffektiv sie auch für die Tatsächlichkeit der Schwangerschaftsabbrüche sein mag, meint man die Fiktion aufrechterhalten zu können, daß es sich um begründete Ausnahmen von der Regel der „Unantastbarkeit" handle. In der Tat hat uns am Anfang der siebziger Jahre diese Konstruktion noch überzeugt. Sie enthielt folgende Bestandteile:

- Die „Unantastbarkeit des Lebens" nach der Verfassung bleibt weiterhin „plakatiert";
- eine Einschränkung der Strafandrohung bedeutet keine Änderung der Rechtswidrigkeit von Schwangerschaftsabbrüchen mit Ausnahme der Abwägung Leben gegen Leben (medizinische Indikation), der Lebensunfähigkeit des heranwachsenden Kindes und im Falle der Schwangerschaft durch Vergewaltigung;
- demnach bedeutet eine Indikationenlösung nichts anderes als einen Verzicht auf eine Strafandrohung. In bestimmten Fällen, für welche als Richtlinien diese Indikationen dienen, gibt es keine Bestrafung. Man nennt das „Entpönalisierung" im Unter-

schied zur „Legalisierung". Denn nicht alles, was ohne Strafandrohung und ohne Strafe bleibt, ist rechtlich anerkannt. Man hat gesagt, im Falle von medizinischer (Bedrohung des Lebens der Mutter), „kindlicher" (Einschränkung der Lebensfähigkeit oder hohe Belastung des Kindes), „kriminologischer" (Vergewaltigung) und „sozialer" Indikation seien die Gesichtspunkte nicht gegeben, die für sinnvolles Strafen zugrunde zu legen seien;

- die „ Strafwürdigkeit" (weil die Frau in einer Notlage handelt); Leidende, Bedrängte und Menschen ohne Ausweg und Perspektive sollten nicht bestraft werden;
- die Strafbedürftigkeit (weil schon die seelische Belastung durch einen Abbruch erheblich ist); wer schon durch die Beeinträchtigung des Eingriffs und an der Erfahrung von Scheitern und Schuld leidet, bedarf keiner weiteren Strafe mehr;
- die Straffähigkeit (weil der Nachweis schwierig ist); in der Zeit vor der Strafrechtsänderung wurden Abbrüche nur noch wenig verfolgt (im Gegensatz zur ersten Hälfte dieses Jahrhunderts).

Die Fiktion, um die es uns hier geht, unterscheidet also zwischen Rechtswidrigkeit von Schwangerschaftsabbrüchen, zumindest im Bereich der sozialen Indikation und der Aussetzung von Strafandrohung und Strafe. Das ist also ein Verzicht auf Strafbestimmungen (Entpönalisierung).

Solche feinen Unterscheidungen waren am Anfang der siebziger Jahre für Nichtfachleute kaum nachvollziehbar, und sie sind es auch heute nicht. Eher befürchten wir, daß diese Unterscheidungen heute auch von Fachleuten eher mit einem gewissen Schulterzucken zur Kenntnis genommen werden und sie sich ungern daran erinnern, daß sie sich ihrer bedient haben. Manche unter ihnen haben wohl schon damals diese Konzeption vor allem strategisch einbezogen, weil ihre Motivation bei der Reform des § 218 eine andere war:

- den Sumpf der illegalen Abtreibungen auszutrocknen (damals waren sehr hohe Zahlen im Gespräch),
- das soziale Gefälle zwischen denjenigen Frauen, die sich Abtrei-

bung im Ausland leisten konnten, und denjenigen, die weder über Kontakte noch über Finanzierungsmittel verfügten, aufzuheben,
- mehr sittliche Selbstverantwortung durch weniger rechtliche Bindung zu ermöglichen und dabei vor allem die Autonomie der Frauen zu berücksichtigen.

Die Verringerung der Gesundheitsgefährdung durch die besseren technischen Methoden der legalen Medizin, Solidarität mit benachteiligten Frauen in auswegloser Situation und das Vertrauen in die sittliche Autonomie der werdenden Mütter waren hier entscheidender als die „Unantastbarkeit des Lebens". Eine gewisse Vergleichsgültigkeit des Bewußtseins gegenüber sehr frühen Formen des menschlichen Lebens nach der Befruchtung spielte dabei auch eine, wenn auch nicht die entscheidende Rolle. Hier hat seit der Möglichkeit der Reproduktionmedizin, frühe Embryonen außerhalb des Mutterleibes vorübergehend lebensfähig zu erhalten, ein gewisser Umschwung eingesetzt, der sich im „Embryonenschutzgesetz" des Jahres 1990 ausdrückt.

Warum hat sich die Unterscheidung zwischen allgemeiner Rechtswidrigkeit des Schwangerschaftsabbruches und bedingter „Entpönalisierung", d. h. Aufhebung von Strafandrohung und Strafe, als wenig wirksam erwiesen? Dafür gibt es verschiedene Gründe:
- Schlagworte setzen sich besser durch als Differenzierungen. Als Schlagworte für die Presse erwiesen sich aber „Straffreiheit" bzw. „Legalisierung", obwohl zumindest das letztere Schlagwort juristisch völlig unpräzis war.
- Die Motivationen der meisten Befürworter der Strafrechtsreform, dic ja nur über ein Verfassungsurteil von der Fristenlösung zur Indikationenlösung „gemildert" wurde, gingen an dieser Unterscheidung vorbei. Ihr Impuls war eine Verbesserung der Lage der Frauen.
- Die Rechtspraxis nach der Reform erlaubte ein Gefälle. Was zuerst Straffreiheit war, wurde bald als eine Handlung ausgelegt, die nicht rechtswidrig war, dann als eine Handlung, die le-

gal war, dann als eine Handlung, auf die rechtlicher Anspruch bestand. Heute ist es möglich, eine nicht vollzogene Indikation, also etwa eine indizierte soziale Notlage, die nicht zum Schwangerschaftsabbruch führte, als Schadenszufügung zu betrachten und – etwa gegenüber dem Arzt auf Schadenersatz zu klagen. Aus der Straffreiheit ist damit ein Rechtsanspruch geworden.

Im nachhinein kann man auch nicht sehen, wie dies zu verhindern gewesen wäre. Es ist in diesem Zusammenhang am besten, wenn man sich auf die soziale Notlage als Problemfall beschränkt, weil die anderen Indikationen, statistisch gesehen, eine vergleichsweise geringe Rolle (um 10 Prozent) spielen und weil das sozialethische Problem, das wir hier als Herausforderung formulieren möchten, eben die soziale Notlage als Quelle des Schwangerschaftsabbruchs ins Auge faßt.

Es ist nicht zu übersehen, daß auch unsere Sprache gefährlich ist. Die Rede von der (Indikationen- oder Fristen-)„Lösung", die zunächst einmal auf die Lösung strafrechtlicher und verfassungsrechtlicher Probleme beschränkt war, konnte, je breiter die öffentliche Diskussion angelegt war, immer mehr als „Lösung" des sozialen Problems Schwangerschaft erscheinen und damit die Herausforderung einer wirklich sozialen Problemstellung verhindern. Einerseits von der rechtlichen „Lösung" und andererseits von „flankierenden" sozialen Maßnahmen zu sprechen, konnte den Eindruck erwecken, hier ginge es um Haupt- und Nebensache. Die Tatsache, daß erst mit der erneuten Konfrontation von Indikationenlösung und Fristenlösung anläßlich des deutschen Einigungsvertrages eine neue öffentliche Diskussion in breiteren Kreisen entstand, ist geradezu symptomatisch für eine gesellschaftliche Krankheit.

Worin besteht diese gesellschaftliche Krankheit? Sie besteht darin, daß Probleme an den Rand geschoben werden. Sie werden dadurch für das „zentrale" und „normale" Leben geringfügig und bedeutunglos. Die Beratung beschäftigt sich damit, der Arzt beschäftigt sich damit, die Caritas beschäftigt sich damit. Die betroffene Frau geht wie eine vorübergehend Kranke oder wie eine vorübergehend „Anomale" in die Randbetreuung über, aus der sie, so oder so, von ihren Problemen „gelöst" wiederkehrt. Dies ist doch das Empfinden des Durchschnittsbürgers, weniger der Durchschnittsbürgerin, weil hier immerhin das Einfühlungsvermögen in ein für die Frau so zentrales Ereignis wie die Schwangerschaft weitgehend erhalten bleibt. Aber auch hier gibt es Abflachung der Gefühle und Oberflächlichkeit der Gedanken.

Die Herausforderung durch die Schwangerschaftsabbrüche, von denen zumindest jeder, der aus sozialer Notlage erfolgt, ein Schrei nach Solidarität in der Gesellschaft ist, ist neu zu formulieren. Weder die strafrechtlichen Alternativen noch die Beratungsrechte oder -pflichten sind für diese Herausforderung zentral. Denn beide Elemente einer „Lösung" (?) schieben die Herausforderung an die „Ränder" zurück, wo sie uns am wenigsten belastet und stört: in die rechtlichen und klinischen „Entsorgungs"-Möglichkeiten. Dort räumen wir diejenigen auf, die nicht präzis genug planen können (z. B. in der Verhütung von Empfängnis), die nicht genau wissen, was sie eigentlich wollen (zwischen schwanger werden wollen und schwanger bleiben können ist ein Unterschied), und die unter unerwarteten Druck geraten (Scheitern der Liebe, Einschränkung des beruflichen Aufstieges, Arbeitslosigkeit u. a.). Die Reform, die zum Teil im Zeichen der wachsenden Autonomie der Frauen begonnen wurde, scheint mit ihrer Unterwerfung unter neue Heteronomien (Abhängigkeiten) zu enden.

Die Herausforderung der Schwangerschaftsabbrüche besteht, moralisch gesehen, in unserer Gleichgültigkeit, die man mit Albert Camus als „Komplizenschaft" bezeichnen könnte. Es gibt jedoch verschiedene Formen dieser Gleichgültigkeit, und erst wenn wir uns darüber verständigen können, haben wir die gemeinsame Basis, die erfolgreiches Handeln verspricht.

Die erste Form der Gleichgültigkeit ist die Nichtwahrnehmung des Problems. Wir weigern uns, etwas wahrzunehmen, was offensichtlich nur ein Drittel unter den Schwangeren, mit dem Umfeld also nur eine kleinere Minderheit unter den erwachsenen Bürgerinnen und Bürgern berührt. Im Reich der Pille und des Kondoms gibt es doch eigentlich keine unerwünschten Schwangerschaften. Daß Schwangerschaften erst akzeptiert und dann doch nicht ausgetragen werden, ist doch exotisch. Aber es gibt eben den Wunsch nach Erfüllung in Schwangerschaft und Mutterdasein, der sich gegen die rationale Schicht, gegen das Wollen des Kopfes zur Verhütung, behauptet, ohne sich schließlich gegen die widrigen Umstände durchsetzen zu können. Solange es uns nicht selbst trifft, müssen wir uns doch nicht mit diesen Fragen beschäftigen. Es wäre unbequem und belastend, und so verdrängen wir die Sache bis auf ein „beunruhigendes Summen" (Robert Musil) in unser Unterbewußtsein.

Die zweite Form der Gleichgültigkeit ist die Verschiebung des Problems in die Kompetenz von Fachleuten und Autoritäten, von Institutionen und bürokratischen Zuständigkeiten. Es ist sicher nicht falsch, sich für die richtigen Institutionen und Strukturen zu engagieren, aber es ist falsch, von Institutionen und Strukturen Problemlösungen zu erwarten: vom Recht die Lösung des Problems der moralischen Erziehung, von der psychologischen Beratung die Lösung sozialer Probleme oder von der medizinischen Technik die Kriterien für eine richtige Entscheidung. Wir können hier die Verantwortung nicht von den sozialen Problemen weg und in dafür nicht zuständigen Strukturen herumschieben. Die Frage nach dem Platz für Kinder in der Gesellschaft ist weder eine strafrechtliche Frage noch eine Frage der einzelnen Schwangerschaftsberatung, noch eine Frage, die von Medizinern/Medizinerinnen bzw. Krankenschwestern und Krankenpflegern gelöst werden kann. Wir können eine zuständige Gynäkologin nicht für eine Schwangere und ihre Familie auf Wohnungssuche schicken. Diese Gleichgültigkeit liegt vor, wenn z.B. Eltern ihre schwangere, unmündige Tochter gleichsam an die Instanzen abliefern. Wir sind als Staatsbürger und -bürgerinnen von ihr ergriffen, wenn wir nur Programme befürworten, statt uns persönlich zu engagieren.

Die dritte Form der Gleichgültigkeit ist eigentlich die schlimmste Form, weil sie sich hinter scheinbarem Engagement verbirgt. Es ist die Moralisierung des Individuums durch das bloße Deklamieren ethischer Normen und durch das bloße Einklagen schärferer Rechtsnormen. Das bloße Deklamieren von individuellen Freiheiten im Namen einer „moderneren" Moral und der Erweiterung der rechtsfreien Räume im Namen des sozialen Mitleids liegt freilich auf der gleichen Ebene der falschen Problemerkenntnis oder des moralischen Pharisäismus. Denn eine Moral, die sich über das richtige Urteil hinaus nicht auch um das gute Leben kümmert, ist letztlich im Hinblick auf ihre eigenen sozialen Wirkungen blind. Sie wird unglaubwürdig und unvermittelbar. Im Namen der moralischen Rigidität das Individuum der Zucht von Sanktionen zu unterwerfen, ohne ihm dabei zu helfen, daß es auch *kann,* was es soll, und was es meistens auch will, wenn es kann, ist die zynische Herabsetzung durch das bloße Urteil ohne Liebe. Im Namen der moralischen Freiheit gegen jede Belastung zu kämpfen heißt hingegen, Pflichtgefühle und Verantwortungssinn gegenüber den eigenen Antriebskräften zu vernachlässigen. Das eine wie das andere setzt eine abstrakte Autonomie, unabhängig von allen Lebensbedingungen, sozialen Umständen und persönlichen Neigungen voraus, die es faktisch nicht gibt. Wer Autonomie im moralischen Sinne, d.h. Selbstverpflichtung in Freiheit, will, der muß an den Bedingungen mitarbeiten, die sie ermöglichen. Dies betrifft unser aller Mitarbeit an der Erziehung, vor allem der Sexualerziehung. Leider werden hier autonome Entwicklungen noch sehr durch Bequemlichkeit, Gleichgültigkeit, Prüderie und Doppelmoral behindert.

Wir sind auf dem Wege, uns begreiflich zu machen, was eigentlich die schon mehrfach angeführte „Autonomie" für schwangere Frauen bedeutet. Dies ist ebenso wichtig wie die Frage, was „Solidarität" in der Gesellschaft bedeutet. Der Versuch, an der dritten Form der Gleichgültigkeit darzustellen, daß weder das Verbieten noch das Erlauben, noch eine abstrakt vorausgesetzte Fähigkeit zur freien Stellungnahme und Entscheidung in den Kern der Sache selbst eindringen, soll deshalb noch etwas ausführlicher beschrieben werden.

Das solidarische Urteil, daß Schwangerschaftsabbrüche aus Notlagen nicht sein sollten, kann sich nicht darin ausdrücken, die

Abbrüche zu verbieten und die Notlagen bestehen zu lassen. Praktische Glaubwürdigkeit erzielt dieses Urteil in seinem Anspruch an die betroffenen einzelnen nur dann, wenn es mit solidarischem Handeln gegen die Notlagen-Ursachen verbunden ist. Wie sich das Verbot des Diebstahls nicht auf Hungernde anwenden läßt, sondern angesichts der Hungernden in ein Gebot der Verteilungsgerechtigkeit umschlägt, so greift das solidarische Urteil primär an der Ermöglichung des Geborenwerdens ein. Dahinter steht auch die konstruktive Haltung, Leben zu ermöglichen, nicht einfach die Vermeidung einer Verhinderung des Lebens. Unsere Gewohnheit ist das apodiktische „Du sollst nicht". Unsere Zukunft liegt in dem einladenden "Du sollst, denn du kannst." Die kantsche Pflichtmoral, die sich im Gegensatz zur Ethik des Thomas von Aquin nicht um die „Umstände" und Bedingungen des Handelns kümmerte („du kannst, denn du sollst"), funktioniert auch in anderen Bereichen unseres Lebens schlecht: in der Treue zur Ehe, im Umgang mit überflüssigen Gütern.

Muß man aber nicht trotz widriger Umstände richtig handeln? Sittlich gut ist, bemerkt Jürgen Habermas, wer unter Streßbedingungen seine Maximen aufrechterhalten kann. Das ist gut formuliert. Aber es darf nicht von denen eingefordert werden, welche die Streßbedingungen nicht kennen und nicht von ihnen betroffen werden. Um Forderungen *anzuwenden,* sollten alle Akteure, alle am Handeln Beteiligten, auf die Situation der schwächsten Glieder Rücksicht nehmen. In einer solidarischen Gesellschaft geht es darum, gemeinsam Zeichen zu setzen, daß die Übernahme von Pflichten in Freiheit für alle Beteiligten, besonders für die Betroffenen sinnvoll erscheint.

Es ist einfacher, die Schwelle zum Töten zu erniedrigen, als unsere Ansprüche an Solidarität mit dem Leben zu erhöhen. Die Toleranz des unvermeidlichen Tötens mit der Trauerarbeit an einer Veränderung der Bedingungen, die zum Töten führten, zu verbinden ist etwas anderes, als Töten leichter zu machen. Wer um die Wahrheit des unausrottbaren Bedürfnisses des Menschen nach sittlicher Selbstbeurteilung weiß, der zweifelt nicht daran, daß im Schwangerschaftsabbruch wie in der Selbsttötung oder im Selbsttötungsversuch Leidenserfahrungen liegen. Diese sind fast untröstlich, weil Tun und Ergehen so nahe beieinander liegen und weil Täter und Opfer eins sind. Im Alten Testament hat man diesen Zusammenhang von Tun und Ergehen noch gewußt. Man wußte aber auch darum, daß die Abstumpfung die Wahrnehmung eines Zusammenhangs erschwert und hat daher den strafenden Gott als Mittel eingesetzt. Abstumpfung aber gilt eher für die Täter, nicht für diejenigen, die Opfer und Täter zugleich sind. Für den Zusammenhang von Tun und Ergehen bzw. Erleiden hat Karin Struck die Worte gefunden: „Ihr Übermut war niedergeschlagen, ihre Lust, zu tanzen, ihre Lust, zuzuhören, ihre Lust, Kinder zu streicheln und ihnen beim Spiel zuzusehen. Sie fragte sich oft, warum sie so litt. Ihr Leiden widersprach doch allen Ideologien, die über die Abtreibung verbreitet wurden" (Struck, S. 237).

Wir müssen uns der Alternative „erlauben – verbieten" verweigern. Es ist gewiß ein Paradox, daß die ethische Forderung unter dem Gesichtspunkt der helfenden und handelnden Solidarität anders aussieht als unter dem Gesichtspunkt einer „neutralen" Stellungnahme eines nichtbetroffenen Beobachters. Aber es handelt sich dabei nur um eine Änderung der Abfolge: Nicht das „du kannst, denn du sollst", sondern das „du sollst, denn du kannst" ist das Ziel der aus solidarischer Betroffenheit Handelnden. Ehe Autonomie sein kann, brauchen wir solche Solidarität. Was wäre die demokratische Freiheit in der Bundesrepublik Deutschland ohne die solidarische Herkunft aus einer Unheilsgeschichte, und wie sehr ist diese Freiheit in Gefahr, zur totalitären Erlaubnis für die Macht der Stärkeren zu werden, wenn diese solidarische Herkunft aus dem Unheil und der praktische Protestcharakter der Freiheit vergessen werden und diese damit den Anspruch der freien Selbstverpflichtung verliert?

Diese Überlegungen machen noch einmal deutlich, wie wenig die öffentlich diskutierten Alternativen greifen: Fristenlösung – Indikationenlösung. Beratung ist sicher gut, aber sie soll die Kinder nicht aus dem Brunnen ziehen, sondern darauf achten, daß sie nicht hineinfallen.

Autonomie und Solidarität bedingen sich wechselseitig. Es kann keine emanzipatorische Selbstbestimmung ohne befreiende Freiheit geben, es sei denn, man wolle die Diktatur der einen Menschen durch die Diktatur der anderen Menschen ablösen, die Herrschaft der Reichen durch die Diktatur des Proletariats, die Diktatur der Männer durch die Diktatur der Frauen usw. Autonomie muß respektiert werden, bevor sie da ist. Das ist geradezu tragisch, weil sie dadurch verfehlt werden kann. Wir meinen, die Autonomie zu respektieren, und schaffen der größten Abhängigkeit freie Bahn. Das ist das Risiko des Respektes vor der Autonomie. Die Diskussion um das Recht auf den schwangeren Bauch macht das deutlich. Die beanspruchte Autonomie der Frau heißt hier ja nichts anderes, als daß sie nicht als leibliche Trägerin und zuständige Person übersprungen werden darf. Das Lebensrecht des Kindes ohne die schwangere Mutter ist ein Abstractum, wenn das Kind nicht in der Petrischale außerhalb des Mutterleibes liegt. Eher ist eine Jungfernzeugung möglich als eine Zeugung ohne weibliches Ei. In der Tat zeigt die Entwicklungsbiologie, daß dem weiblichen Ei wenige Impulse genügen, um Vorformen neuen Lebens zu entwickeln. Das biologische Faktum zu überspringen macht, wie die Reproduktionsmedizin zeigt, das werdende Leben exponierter und verfügbarer, um sogenannter hochrangiger Zwecke willen manipulierbarer als die unerwünschte Schwangerschaft und die Notlage der Mutter. Wenn Frauen gleichwertige Personen bleiben oder werden sollen, dann dürfen Männer nicht versuchen, sie über das von ihnen losgelöste Lebensrecht des Kindes zu dominieren. Das heißt nicht, dieses Lebensrecht zu leugnen oder die Bereitschaft, es zu verteidigen, aufzugeben. Aber der Mann kommt nicht umhin zu sagen: ich respektiere dich, auch wenn ich möglicherweise für falsch halten muß, was du dann tun wirst. Dies ist um so schwieriger, als unsere Beziehungen und unsere Ehen Dominanzsysteme sind. Die Probleme der Frauen und ihrer Männer mit der Männergesellschaft sind so lange nicht zu Ende, bis wir eine anerkannte neue Moral für Frauen und Männer haben, welche die Zweigeschlechtlichkeit der Handelnden wirklich ernst nimmt und keinen dominierenden Teil für das Ganze der Wirklichkeitswahrnehmung und der Verantwortung stehen läßt.

Ein literarisches Beispiel für Abhängigkeit ohne Autonomie der Beteiligten

Robert Musil schildert die Beziehung zwischen einem Studenten und einem „einfachen" Mädchen, „Tonka", wie sie später auch in Pascal Lainés „Spitzenklöpplerin" beschrieben ist. Die Hingabe des Mädchens ist eher ein Akt der Selbstüberwindung, um den Geliebten zu gewinnen:

> er begriff wohl kaum, wie zauberhaft, wie kindlich tapfer sie sich in ihn stahl, welche einfache List sie sich ausgedacht hatte, um auch alles zu besitzen, was sie an ihm bewunderte: man braucht bloß ganz ihm zu gehören und dann gehört man dazu.
>
> Er erinnerte sich später gar nicht mehr, wie das geschehen war (S. 65).

Aus dem Gesichtspunkt des Studenten erscheinen „ List" und „Besitztrieb" als zu Tonka gehörig; er denkt nicht darüber nach, wieviel mehr diese Kennzeichen auf ihn zutreffen, der etwas, aber nicht das Ganze des Lebens von ihr will.

Aus der ersten sexuellen Begegnung entsteht das gemeinsame Leben, daraus die Schwangerschaft – ein Unheil, dem sich der Student auf Anraten seiner Mutter letztlich entzieht, indem er den unklaren Beginn der Schwangerschaft in Zweifel an seiner Vaterschaft verwandelt:

> Denn am Morgen eines einzigen Tages war alles in ein Dornengerank verwandelt worden.
>
> Es waren schon einige Jahre vergangen, seit sie gemeinsam lebten, als Tonka sich eines Tages schwanger fühlte, aber es war nicht ein beliebiger Tag, sondern der Himmel hatte dafür einen Tag ausgesucht, von dem zurückgerechnet die Empfängnis eigentlich in eine Zeit der Abwesenheit und Reisen fiel, und Tonka wollte ihren Zustand erst bemerkt haben, als sein Beginn schon nicht mehr so genau festzustellen war (S. 65).

Längere Zeit überlegt der Student, wie er Tonka helfen und ihre Zukunft sichern könne. Aber er kommt nicht zur Klarheit, und das unaufhaltsame Vorrücken der Schwangerschaft bedrängt ihn. Seine Mutter will ihn von dem Mädchen befreien, indem sie es der Untreue zeiht. Daß er sie verläßt, ist nur eine Frage der Zeit:

> Zwischen diesen Unsicherheiten schritt die Schwangerschaft fort und zeigte, was Wirklichkeit ist.
>
> Es kam der beladene Gang, der Tonka eines stützenden Armes bedürftig erscheinen ließ, der schwere Leib, der geheimnisvoll warm war, die Art des sich Niedersetzens, mit offenen Beinen, unbeholfen und rührend häßlich; alle Wandlungen des wunderbaren Vorgangs kamen, der, ohne zu zögern, den Mädchenkörper umformte zur Samenkapsel, alle Abmessungen veränderte, die Hüften breit machte und hinunterrückte, den Knien die scharfe Form nahm, den Hals kräftiger, die Brüste zum Euter machte, die Haut des Bauches mit feinen roten und blauen Adern durchzog, so daß man darüber erschrak, wie nah der Außenwelt das Blut kreiste, als ob das den Tod bedeuten könnte. Nichts als Unform war durch neue Form ebenso gewaltsam wie duldend zusammengehalten, und das gestörte menschliche Maß spiegelte sich auch im Ausdruck der Augen wider; sie blickten etwas blöd, sie hafteten lange auf den Gegenständen und lösten sich nur schwerfällig von ihnen los. Auch an ihm hafteten Tonkas Augen oft lange. Sie besorgte wieder seine kleinen Angelegenheiten und diente ihm mühevoll, als wollte sie ihm noch zuletzt beweisen, daß sie nur für ihn lebte; nicht ein Funke Scham über ihre Häßlichkeit und Entstellung war in ihren Augen, nur der Wunsch, mit ihren plumpen Bewegungen recht viel für ihn zu tun.
>
> Sie waren jetzt beinahe wieder so oft beisammen wie früher. Sie sprachen nicht viel, aber sie blieben einer in des andern Nähe, denn die Schwangerschaft rückte vor wie ein Zeiger, und sie waren hilflos davor. Sie hätten sich aussprechen sollen, aber nur die Zeit ging vorwärts. Der Schattenmensch, das Unwirkliche in ihm rang manchmal nach Worten, eine Erkenntnis wollte aufsteigen, daß man alles nach ganz andern Werten messen müßte; aber sie war, wie alles Erkennen ist, zweideutig, unsicher. Und die Zeit lief, die Zeit lief davon, die Zeit verlor sich; die Uhr an der Wand war dem Leben näher als die Gedanken. Es war ein kleinbürgerliches Zimmer, in dem nichts von Großem geschah, darin sie saßen, die Wanduhr war eine runde Küchenuhr und zeigte eine Küchenzeit, und seine Mutter beschoß ihn mit Briefen, darin alles bewiesen stand; sie sandte kein Geld, sondern gab es für die

Meinung von Ärzten aus, die ihm den Kopf zurechtsetztzten sollten: er verstand es recht gut und nahm es nicht mehr übel. Einmal schickte sie sogar eine neue ärztliche Erklärung, aus der nun wirklich hervorging, daß Tonka ihm damals doch untreu gewesen sein mußte; aber statt Alarm in ihm zu schlagen, erregte sie nur eine fast angenehme Überraschung, er dachte, als ob es gar nicht ihn berührte, darüber nach, wie das damals wohl zugegangen sein mochte, und fühlte bloß: die arme Tonka, die dann an den Folgen einer einzigen flüchtigen Verwirrung so litt ...! Ja, er mußte sich manchmal in acht nehmen, daß er nicht plötzlich ganz lustig sagte: Tonka, gib acht, jetzt ist mir endlich eingefallen, was wir vergessen haben – mit wem du mir damals untreu warst! So verrann alles. Nichts Neues kam. Es blieb nur die Uhr. Und die alte Vertrautheit (S. 80).

Das Mädchen Tonka kennt keine Selbstbestimmung, nur Hingabe, was dem scheinbar unabhängigen Studenten als „List" erscheint. Von Vertrauen ist hier keine Rede, nur von „Vertrautheit". Das Bild von der Schwangerschaft wie von einer Uhr, die die Zeit bis zur Hinrichtung anzeigt, demonstriert die Verkettung zweier Menschen, aus der sich nur der Mann befreien kann, weil er ohnehin nicht aufs Ganze gegangen ist und ihm nun „Lösungen" serviert werden. Es gibt für ihn so wenig Hingabe, wie es für das Mädchen Befreiung gibt.

Ein literarisches Beispiel für die Autonomie der Frau und den Versuch des Mannes, die Verantwortung für sein Versagen zu übernehmen.

Heinrich von Kleists Erzählung „Die Marquise von O" schildert den Moment der Selbstübernahme der Entscheidung durch die Frau, die wegen ihrer Schwangerschaft diskriminiert wird. Die Marquise, ohne ihr Wissen im Zustand der Bewußtlosigkeit vom Grafen F ... geschwängert, wird nach Diagnose ihres Zustands von ihren Eltern aus dem Haus geworfen. Hier beginnt der folgende Text, zu dessen Verständnis noch gesagt sei, daß der „Kommandant" ihr Vater, der „Forstmeister" ihr Bruder ist und daß Graf F ..., ohne ihr die Ursache der Eile zu erklären, ihr ein dringliches Heiratsangebot gemacht hatte.

... Die Marquise zog ihre Kinder eilfertig an und ließ die Sachen einpacken. Sie hatte eben ihr Kleinstes zwischen den Knieen, und schlug ihm noch ein Tuch um, um nunmehr, da alles zur Abreise bereit war, in den Wagen zu steigen: als der Forstmeister eintrat, und auf Befehl des Kommandanten die Zurücklassung und Überlieferung der Kinder von ihr forderte. Dieser Kinder? fragte sie; und stand auf. Sag deinem unmenschlichen Vater, daß er kommen, und mich niederschießen, nicht aber mir meine Kinder entreißen könne! Und hob, mit dem ganzen Stolz der Unschuld gerüstet, ihre Kinder auf, trug sie ohne daß der Bruder gewagt hätte, sie anzuhalten, in den Wagen, und fuhr ab.

Durch diese schöne Anstrengung mit sich selbst bekannt gemacht, *hob sie sich plötzlich, wie an ihrer eigenen Hand, aus der ganzen Tiefe, in welche das Schicksal sie herabgestürzt hatte, empor.* Der Aufruhr, der ihre Brust zerriß, legte sich, als sie im Freien war, sie küßte häufig die Kinder, diese ihre liebe Beute, und mit großer Selbstzufriedenheit gedachte sie, welch einen Sieg sie, durch die Kraft ihres schuldfreien Bewußtseins, über ihren Bruder davon getragen hatte. Ihr Verstand, stark genug, in ihrer sonderbaren Lage nicht zu reißen, gab sich ganz unter der großen, heiligen und unerklärlichen Einrichtung der Welt gefangen. Sie sah die *Unmöglichkeit* ein, ihre Familie von ihrer Unschuld zu überzeugen, begriff, daß sie sich darüber trösten müsse, falls sie nicht untergehen wolle, und wenige Tage nur waren nach ihrer Ankunft in V ... verflossen, als der Schmerz ganz und gar dem heldenmütigen Vorsatz Platz machte, sich mit *Stolz* gegen die Anfälle der Welt zu rüsten. Sie beschloß, sich ganz in ihr Innerstes zurückzuziehen, sich, mit ausschließendem Eifer, der Erziehung ihrer beiden Kinder zu widmen, und des Geschenks, das ihr Gott mit dem dritten gemacht hatte, mit voller mütterlichen Liebe zu pflegen. ... Und so war der Zeitpunkt, da der Graf F ... von Neapel wiederkehren sollte, noch nicht abgelaufen, als sie schon völlig mit dem Schicksal, in ewig klösterlicher Eingezogenheit zu leben, vertraut war. Der Türsteher erhielt Befehl, keinen Menschen im Hause vorzulassen. Nur der Gedanke war ihr unerträglich, daß dem jungen Wesen, das sie in der größten Unschuld und Reinheit empfangen hatte, und dessen Ursprung, eben weil er geheimnisvoller war, auch göttlicher zu sein schien, als der anderer Menschen, ein Schandfleck in der bürgerlichen Gesellschaft ankleben sollte. Ein sonderbares Mittel war ihr eingefallen, den Vater zu entdekken: ein Mittel, bei dem sie, als sie es zuerst dachte, das Strickzeug selbst vor Schrecken aus der Hand fallen ließ. Durch ganze Nächte, in unruhiger Schlaflosigkeit durchwacht, ward es gedreht und gewendet um sich an seine ihr innerstes Gefühl verletzende, Natur zu gewöhnen. Immer noch sträubte sie sich, mit dem Menschen, der sie so hintergangen hatte, in irgend ein Verhältnis zu treten: indem sie sehr richtig schloß, daß derselbe doch, ohne alle Rettung, zum Auswurf seiner Gattung gehören müsse, und, auf welchem Platz der Welt man ihn auch denken wolle, nur aus dem zertretensten und unflätigsten Schlamm derselben, hervorgegangen sein könne. Doch da das Gefühl ihrer *Selbständigkeit* immer lebhafter in ihr ward, und sie bedachte, daß der Stein seinen Wert behält, er mag auch eingefaßt sein, wie man wolle, so griff sie eines Morgens, da sich das *junge Leben* wieder in ihr regte, ein Herz, und ließ jene sonderbare Aufforderung in die Intelligenzblätter von M ... rücken, die man am Eingang dieser Erzählung gelesen hat. (Es handelt sich um eine Anzeige, in der dem Mann, der sie in andere Umstände ohne ihr Wissen gebracht hat, die Ehe angeboten wird.)

Der Graf F ... , den unvermeidliche Geschäfte in Neapel aufhielten, hatte inzwischen zum zweitenmal an die Marquise geschrieben, und sie aufgefordert, es möchten *fremde Umstände* eintreten, welche da wollten, ihrer, ihm gegebenen, stillschweigenden Erklärung getreu zu bleiben. Sobald es ihm geglückt war, seine fernere Geschäftsreise nach Konstantinopel abzulehnen, und es seine übrigen Verhältnisse gestatteten, ging er augenblicklich von Neapel ab, und kam auch richtig, nur wenige Tage nach der von ihm bestimmten Frist, in M ... an. (Kleist, S. 114ff.).

Angesichts der „Unmöglichkeit, ihre Familie von ihrer Unschuld zu überzeugen", entwickelt die Marquise „das Gefühl ihrer Selbständigkeit". Ihr Bruch mit allen gesellschaftlichen Tabus gibt ihr weiteren Mut und Stolz. Sie lernt sich selbst erst richtig kennen und macht neue Lebenspläne. Das alles freilich setzt eine ökonomische Unabhängigkeit voraus und das Erlernen des Umgangs mit den eigenen Gefühlen. Auch der Mann ist in der seltenen Lage, sozusagen seine Schuld reversibel zu machen bzw. abzutragen. Aber er kommt nicht umhin – was er zunächst, auch um nicht abgelehnt zu werden, zu vermeiden versucht –, sich zu seiner Tat zu bekennen. Worauf es aber ankommt, ist das Erwachen der Frau aus ihrer fremdverschuldeten Unmündigkeit (die Ohnmacht bei der Vergewaltigung) in die Autonomie, die freie Selbstverpflichtung.

2. Platz für Kinder in der Gesellschaft

„Sind die Eltern die Dummen?"

Das fragt eine „Illustrierte Wochenzeitung" (Nr. 46 vom 17.11.1990):

> In unserer Gesellschaft stehen materielle Werte an erster Stelle. Ein guter Job, viel Geld verdienen, ein tolles Auto, eine schöne Wohnung, die Freizeit mit Freunden und Hobbys verbringen: Was sonst macht das Leben lebenswert? Von den Armen abgesehen, müssen auch Eltern auf vieles ihrer Kinder zuliebe verzichten. Sind Eltern die „Dummen" unserer Gesellschaft?

Folgende Antworten erhielt die Zeitung auf ihre „Mini-Umfrage":

> A. S.-B., Sonderpädagogin: Ich finde schon, daß sich Kinder lohnen. Aber die Gesellschaft läßt Eltern tatsächlich weitgehend im Stich. Die Wohnungsnot, der Mangel an Kindertagesstätten, Spielplätzen – das alles ist schlimm. Bei uns wird jetzt aus einem städtischen Spielplatz in einem riesigen Innenhof ein Parkplatz gemacht. Trotz alledem: Die Dummen sind Eltern nicht. Jedoch ist es nicht leicht, heutzutage Kinder großzuziehen.

> A. G., kaufmännischer Sachbearbeiter: Nur in ganz seltenen Fällen passiert es, daß sich ein Vermieter eine Familie mit Kindern wünscht. Zwar wird schon einiges für die Familien getan, aber unterm Strich zu wenig. Man muß also vor dem Entschluß zu Kindern alles gründlich abwägen. Ich selbst will mich nicht festlegen.

> H. B., Verkäufer: An sich gehören Kinder zum Leben. Aber durch den mangelnden Wohnraum ist es doch etwas schwierig. Vermieter dulden eben keinen Krach, und Kinder machen Krach. Sie brauchen Platz, sie sollten frische Luft atmen können. Das menschliche Klima unserer Gesellschaft ist aber kinder- und familienfeindlich.

> H. W., Diplomingenieur: Jetzt nach dem Studium möchte ich noch frei sein, mich ausleben können, dann würde ich die Verantwortung

für Kinder schon auf mich nehmen. Aber in dieser Gesellschaft ist man wirklich der Dumme, wenn man Kinder hat. Trotzdem, sie gehören zum Leben.

R. V., Arzthelferin: Wer Kinder hat, muß schon auf vieles verzichten. Einige Jahre der kleinen Entbehrungen gehören zum Kinderhaben. Reisen, Beruf, Freizeit, Freiheit – all das ist eingeschränkt. Finanziell haben's Leute ohne Kinder auch meist besser. Aber es ist eine Frage der Einstellung.

S. M., Landwirtschaftstechnikerin: Es kommt darauf an, wie die Leute die Werte setzen. Wenn sie Kinder wollen, ist es normal, anderswo kürzer zu treten. Das ist dann auch kein Verlust. Aber heute haben viele auch Angst vor der Zukunft, wenn Sie ans Kinderkriegen denken. Und Eltern in der Bundesrepublik sind generell benachteiligt, was die sozialen Dinge betrifft. Ich denke an die typische Wohnungsannonce: „Ruhiges Ehepaar ohne Kinder bevorzugt."

W. M., Bürokaufmann: Eltern müssen schon auf vielerlei verzichten. Die Ansprüche der Kinder sind größer geworden. Wenn Frau Müllers Sprößling dies oder das Spielzeug hat, muß der kleine Maier es auch haben. Als Single lebt man schon einfacher, kann alles mögliche an sich selbst hinhängen, was sonst die Kinder für sich beanspruchen.

E. P., Näherin: Wir als Übersiedler haben es mit einem kleinen Kind besonders schwer, in der Wohnungsfrage wie auch mit der Berufsarbeit. Trotzdem ist Kinder haben viel schöner als keine zu haben. Ja, man hat ein wenig mehr Angst vor der Zukunft und man ist innerlich und äußerlich nicht so frei, aber man hat auch einen Lebensinhalt.

Kinder haben mehr zu sagen als früher. Die Jugend dominiert das Alter. Es gibt immer wieder spektakuläre Aktionen für behinderte Kinder, für Sorgenkinder, für einen Platz an der Sonne. Adoptionen sind gefragt. Unerwünschte Kinderlosigkeit wird mit allen Regeln der Kunst angegangen. Für die Hilfe bei der Erfüllung des Kinderwunsches nehmen Frauen alle möglichen Torturen und Ungewißheiten in Kauf. Eine neue Sparte der Medizin ist entstanden: die „Reproduktionsmedizin" für die Hilfe beim Zeugen und Gebären, welche die Empfängnisregelung, Geburtshilfe und den Schwangerschaftsabbruch ergänzt.

Es gibt Kinderspielplätze, die es früher nicht gab, in jedem Dorf, in jedem Stadtviertel. Kinder haben Spielstraßen, Fußwege,

Fahrradwege, Wanderwege mit Rummelplätzen, Freizeitparadiese, eigene Supermärkte. Sie sind Adressaten für Werbung und Konsum wie nie zuvor. Von der Windel bis zum orthopädischen Schuh werden sie gepflegt; sie werden mit Vitaminen und Aufbaustoffen gefüttert; psychologische Beratung und Früherkennung ihrer Begabungen machen größere Erfolge möglich, fangen Rückschläge auf und verringern das Leid.

Keiner würde in unseren Breitengraden auf die Idee kommen, Kinderarbeit zu tolerieren. Daß Kinder von Erwachsenen geschlagen und mißhandelt werden, kann vorkommen, aber es ist verpönt. Die Lehrer in den Schulen prügeln nicht mehr. Verspielte Methoden des Lernens sind immer mehr verbreitet. Die Zugänglichkeit der weiterführenden Schulen ist garantiert. Spezialisierte Ärzte und Ärztinnen nehmen sich der Kinderkrankheiten an. Die Kindersterblichkeit ist gesenkt, das Leiden der Kinderkrankheiten ist gemindert, Seuchen sind im Griff. Flächendeckend sorgt der Sport für den Leib, die (Unterhaltungs-)Musik für die Seele.

Selbst in Kirchen kann man mit Kindern gehen, bevor sie das Kindergartentraining früherer Zeiten mit dem Ziel, still zu sitzen und Ordnung zu halten, hinter sich gebracht haben. Für Kinder gibt es Karneval, Spielnachmittage, Umzüge, spezielle Bankkonten, eigene Wettbewerbe und angesichts all dessen – Terminkalender.

Kinder kommen seltener vor als früher. Es gibt mehr Todesfälle als Geburten in Deutschland, aber viel mehr alte als junge Leute. Um so mehr freuen wir uns, daß wir die Kinder bei uns haben. Die Väter geben sich mehr mit ihnen ab als früher, sie lassen sich nicht in Kriegen töten wie in der ersten Hälfte dieses Jahrhunderts. Großeltern fehlen nicht. Sie leben zwar oft nicht am gleichen Ort, sind aber wegen größerer Mobilität wieder erreichbar.

Wie ist es da möglich, daß ein Soziologe seinen Beobachtungen den Titel gibt: „Kinder als Außenseiter der Gesellschaft?" (F. X. Kaufmann). Gewiß, nicht alle oben beschriebenen Einzelheiten sind überall in gleicher Weise verwirklicht. Man wird zugeben, daß es das Kinderparadies nur in der Werbung gibt. Man wird zugeben, daß Kinder immer noch unterdrückt und vernachlässigt werden, daß man sie in Wohnungen und Kirchen, sofern sie nicht gedrillt sind, ungern zur Kenntnis nimmt. Man wird zugeben, daß die Sonderprogramme für Kinder, die Sonderzeiten, die Sonderräume, die Sonderpflege und Sonderberatung auch Elemente der Absonderung enthalten. Wenn das Glück der Paare in den Medien erstrahlt, dann ist das Umfeld „Kind" stets gut aufgeräumt. Wenn sich die Eltern streiten, schlafen im Filme die Kinder ...

Die „organisierte Trennung der Lebenssphären" (F. X. Kaufmann, S. 785) ist das kritische Stichwort, das die Bedrohung der „Vitalsphäre" des Kindes markiert. Denn wir kennen nur noch bereichsspezifische Worte, Verhaltensweisen, Normen. Wir verraten das Ganze an die Teile. Alles wird eingeteilt, vor allem die Zeit. Auch die Zeit für Kinder ist ein Teil. Kinder selbst führen früh Terminkalender. Die Lebenssphäre Wohnen, Zusammensein hat wenig mit der Lebenssphäre Schule und mit der Lebenssphäre Freizeit gemein. Je mehr die Bezugspersonen auf einen Bereich beschränkt sind, desto weniger können sie helfen, den Durchblick zu finden. Kinder aber brauchen die Ganzheit, die Integrierung der Lebensbereiche. Sie sind darin noch untrainiert, daß man zu Eltern anders spricht als zu Fremden, zu Mitkindern anders als zu Respektspersonen. Ihr Mangel an Training im Rollenwechsel und im Übergang von einem Bezugssystem in das andere ist belustigend aber auch störend. Die Lehrerin am ersten Schultag zu duzen, ist in Ordnung, aber wenig später haben sie das „Sie" zu lernen. Die Einordnung ist dabei nicht das Problem. Sie ist unvermeidlich. Aber es ist keine Einordnung in das Ganze. Das Ganze bestand eben darin, daß die ältere Respektsperson überhaupt, inklusive Eltern und Großeltern, gesiezt oder geihrt wurde. Die Einheit ist nicht mehr da: es herrscht die Ungleichzeitigkeit, weil alte Zöpfe überleben; es herrscht die Spezialisierung der Lebensräume, und die Gesetze sind nicht mehr von dem einen Raum in den anderen übertragbar. In der Liebe darf man betrügen, im Geschäft wird man dafür bestraft. Der Wandel unterliegt immer größeren Beschleunigungen, deren Zentrifugalkraft in „stabilen" Institutionen wie der Familie aufgehalten oder besser ausbalanciert werden soll. Kinder „kosten mehr und werden mehr geliebt" (F. X. Kaufmann). Werden sie mehr geliebt? Werden sie geliebt als Heilmittel von Beziehungskrisen, als emotional stabilisierende Faktoren, als Mittel der sozialen Anerkennung, als Ausdruck der eigenen schmückenden Elterlichkeit? Sie werden geliebt, wenn sie selbst, wenn sie zweckfrei geliebt werden, wenn diese Liebe eine „nichtpossessive" (K. Struck), eine besitzlose Liebe ist. Ist sie das? Im Namen der Liebe entfaltet das Böse die besten Strategien, uns zu umgarnen. „Ich will ja nur dein Bestes", ist oft ein Vorwand, Selbständigkeit und Unabhängigkeit zu verhindern.

Die Geburtenzahlen sinken, und die Verhaltensstörungen nehmen zu, sagt der Soziologe. Oder erkennen wir diese Störungen nur besser als früher? Dies wird nur zum Teil wahr sein. Wenn unsere Bevölkerung bei bleibender Arbeitsproduktivität abnimmt, wird sich das traditionelle Verhältnis umdrehen: *ein* Kind wird dann seine beiden Eltern ernähren können und müssen. Wir müssen ja keine hohe Arbeitslosenrate haben. Die Arbeitszeit muß nicht unbedingt ständig abnehmen. Der Generationenvertrag muß nicht unter der Bedingung einer „Alterspyramide" abgeschlossen werden, in welcher die Jungen eine breite Basis, die Alten eine schmale Spitze bilden. Die „Nachwuchssicherung" der Gesellschaft ist ein Anliegen, das je nach Vorurteil anders formuliert wird.

Aber es läßt sich nicht leugnen, daß alle Probleme, die wir für Kinder „lösen", neue Probleme mit sich bringen. Das größte Problem bleibt die Vervielfältigung der Lebensbereiche, die Trennung der Lebensräume und der Lebensgesetze, die nur noch nach den unterschiedlichen Bereichen, nicht mehr im Ganzen gelten:

„Die Ordnung des Mittelalters trennt sich in einem vielfältigen und konfliktreichen Prozeß in die Lebenssphären der Wirtschaft, der Kultur, der Politik und der Familie ..." Jeder dieser Bereiche spezialisiert sich „nach seinen eigenen Gesetzen: Der Bereich von Produktion und Konsum wird ökonomisiert, die Herrschaft wird politisiert, die Religion wird verkirchlicht und der private Lebenszusammenhang des Haushalts wird familialisiert" (F. X. Kaufmann). Früher deckten sich ländliche und handwerkliche Haushalte nicht einfach mit den Familien. „Familialisierung" heißt, daß die Privatsphäre mit der Familiensphäre übereinstimmt. Die Einheit der Kultur „besteht im Konsens über die Notwendigkeit der Trennung der Lebenssphären" (F. X. Kaufmann), der Wirtschaft, der Politik, der Religion, der Familie.

Die organisatorische Trennung von Aufgaben und Normen erleichtert uns das Leben, weil wir nicht mehr alles unter einen Hut bringen müssen, aber sie erschwert es auch, weil sie den Willen zur Transparenz („Glasnost") und zur Ganzheit erschwert. Die Widersprüche belasten: in der Kirche ancien régime oder altbürgerliche Ordnung, in der Gesellschaft Demokratie, in der Kultur Anarchie und in der Familie die „Zivilisation der Liebe" (Johannes Paul II.) – mit Humor läßt es sich einen, aber in der Ausdifferenzierung des Alltags fällt der Humor schwer. Denn die saubere Form des Umschaltens zwischen den Lebensbereichen geschieht durch geölte Bürokratien, durch Organisation, die sich auf die Computer-Optimierung zubewegt. Wir fehlerhaften Menschen hetzen zur Normerfüllung zwischen den bürokratischen Schaltstellen hin und her. Welche Laufgänge haben Eltern, wenn sie zwischen Schule, Gemeinde und Steuer Bescheinigungen hin- und hertragen, wenn sie die Busfahrten über komplizierte Berechtigungsnachweise in Gang bringen und wenn sie in die bereichsspezifischen Normen – beschleunigtem Wandel unterworfen! – der verschiedenen Schulfächer, Schultypen, Klassensysteme usw. einzudringen versuchen. Einrichtungen für Kinder „haben – wenngleich in unterschiedlichen Graden – organisatorischen Charakter, und es ist gerade ihr Organisationsgrad, der tendenziell zunimmt" (F. X. Kaufmann, S. 767 f). Daher auch der Terminkalender für Kinder, daher die vielbeklagte Überforderung von Kindern und ihren Eltern. Entweder sind die Eltern Profis in allen Gassen oder sie handeln den Anpassungen entgegen, was in den modernen Zwangsorganisationen fast nur noch gelingen kann, wenn man sein Kind vom Schulzwang befreit oder in eine besondere, integrative Schule tut.

Die Familie selbst aber wird ja „familialisiert", d. h. durch Reibung mit der Umwelt auf eine spezifische Aufgabe getrimmt und beschränkt: „auf die Sozialisation der Kinder und die emotionale Stabilisierung der Familienangehörigen" (F. X. Kaufmann). Trost für Schule und Beruf, Kompensation mangelnder sozialer Anerkennung, Wiederherstellung des Selbstwertgefühls: das alles bedeutet mit der Spezialisierung auch eine „Überlastung" der Beteiligten. Zu diesem Zwecke müssen sie belastbar gemacht, beraten, trainiert, miteinander in Kooperation gebracht werden, bis System und Umfeld reibungsfrei ineinander greifen und der „Laden läuft".

Wenn Eltern nicht können, was sie sollen – und woher sollen sie es können? Es gibt keinen härteren Übergang als den von der Liebesfreizügigkeit in die Elternverantwortung! –, dann sind die Kinder die Leidtragenden, weil sie ihr Grundbedürfnis nach Einheit, Geborgenheit und Wärme, nach Ausgewogenheit zwischen den Lebensräumen nicht erfüllen können. Gefühle entfalten, Geborgenheit schenken, füreinander dasein, sich zurücknehmen und zurückstellen können, ausgleichen und Fehler zugeben – dies alles brauchen Kinder, ohne daß wir mit unserem „Recht, eine erfüllte sexuelle Beziehung zu haben" darauf vorbereitet werden. Zumal die ersten Kinder sind dann die Leidtragenden unter den Lernprozessen der Eltern. Die Folge sind die sogenannten „Symptome" im kindlichen Verhalten. Ihnen gegenüber erfolgt „Symptombehandlung" statt Ursachenveränderung. Bestenfalls reichen die Hilfen bis in den familiären Kontext, aber nicht in Arbeitsplatz und Bürokratiedruck.

Weil alles in unserer Gesellschaft teils autonomes System, teils für andere Systeme Umwelt ist, sind Kinder ein Teil der sozialen „Ökologie", wenn man von dem her denkt, was die Gesellschaft trägt. Die Familie ist ja ohnehin keine „Grundzelle" der Gesellschaft, wie Bischöfe in Wahlhirtenbriefen wünschen, sie ist ein Betreuungsobjekt der Sozialpolitik und ein Konsumadressat für die Wirtschaft. Insofern ist sie Umfeld für die entscheidenden Zentren. Und in diesem Umfeld sollen nun die kinderfreundlichen Bedingungen entstehen, die zur neuen Freude am Kind und zur Verringerung des Schwangerschaftsabbruches führen, die wir ja alle wünschen und anstreben müssen, wenn wir nicht heucheln.

Für den Bedingungsrahmen eines Lebens mit Kindern, das wieder spontane Wünsche wecken kann, die in möglichen Eltern verschüttet sind, sind mindestens drei Forderungen zu stellen:

1. Mit Kindern zu leben, sollte im Prinzip nicht teurer sein, als ohne Kinder zu leben. Zwar werden Familien mit Kindern steuerlich in verschiedener Form bevorzugt, aber abschreiben kann man besser ohne Kinder. Das Kindergeld reicht nicht, der Familienlastenausgleich greift nicht genug. Die realwirtschaftliche unentlohnte Familienarbeit der Eltern (vor allem Mütter) findet nur verbale Anerkennung, obwohl wenigstens Ansätze erkennbar sind (Kinderfreijahre, Elternrente, Kündigungsschutz).

   Warum ist es so schwer, das Prinzip durchzusetzen? Warum drängen sich andere Prioritäten auf? Wir sind schon längst in einen absteigenden Zirkel geraten, in dem erst wieder mehr Hoffnung aufgebaut werden müßte, ehe mehr Engagement zu erwarten wäre.
2. Integrative Lebensräume für Kinder sind beim Wohnungsbau zu brücksichtigen. Es geht nicht nur, aber auch um die Größe der Mietwohnungen. Bei Wohnungen ist es umgekehrt wie bei Autos: Kleinheit macht das Geld. Hier ist Gegensteuerung angebracht. Aber es ist nicht nur eine Frage der Quantität, sondern auch eine Frage von Gemeinschaftsräumen. Integrierendes Wohnen von mehreren Familien muß in größeren Bauprogrammen erschlossen werden.
3. Die Familien müssen durch mehr Solidarität aus dem familiaren Bereich, in den sie abgedrängt werden, herauskommen. F. X. Kaufmann sagt mit Recht: „Man muß das Elternrecht als ein advokatorisches Recht der Eltern für ihre eigenen Kinder verstehen, und nicht als bloßes Mitwirkungsrecht der Elternschaft an der Verwaltung irgendwelcher Einrichtungen." (S. 769) Ein „advokatorisches" Recht ist das Recht, als Anwalt auftreten zu dürfen. Die Eltern übernehmen diese Aufgabe für ihre Kinder, nicht für irgendein Ganzes – die Klasse, das Schul-

system usw. Wenn z. B. Elternvertreter in einer Schule von ihrer Verantwortung für den „Geist" der Schule reden, haben sie ihre wichtigste Aufgabe nicht erfaßt. Sie sollten eher versuchen, dem Geist der Differenzierung und dem Moloch Bürokratie und Verwaltung aktiv entgegenzuwirken. „Platz für Kinder" ist nicht nur räumlich und zeitlich, sondern auch geistig zu verstehen.

Der Kampf gegen die soziale Notlage ist ein Kampf für eine kindgemäße Umwelt und damit ein indirekter Kampf gegen den Schwangerschaftsabbruch. Er beginnt mit dem Platz für Kinder in der Gesellschaft, hört aber nicht damit auf.

Alle Kinder sollen Wunschkinder sein – der Wunsch soll in die Offenheit froher Lebenserwartung hineingetragen werden können. Aber de facto sind nicht alle Kinder Wunschkinder. Noch weniger Wunschkinder sind unter den Embryonen und Foeten im Mutterleib – wie viele von den Unerwünschten können in der knappen Zeit zu Erwünschten, Ertragenen, Angenommenen, dann heiß Geliebten werden? Wir haben schon auf den Widersinn hingewiesen, mit der Weltgesundheitsorganisation nur vom Lebensrecht der erwünschten Kinder zu sprechen.

Der Bedingungsrahmen für den Kampf gegen die soziale Notlage ist nicht nur der Finanzrahmen, der Wohnungsbau und die Familiensolidarität. Die Politik der Demokratie kann zwar nicht die Kultur beherrschen. Ihre Vielfalt ist ohne direkte Ordnungsgewalt und Herrschaft. Die Kultur der Gesellschaft in ihrem Pluralismus ist der Markt der Auseinandersetzung um das Bewußtsein, um die Erfahrungen, um die Selbstbestimmung – also um die Quellen der sittlichen Verantwortung. Abgesehen davon, daß der Mensch ein endliches, begrenztes, sozial angewiesenes Wesen bleibt, ist er zu einem bestimmten Zeitpunkt seiner Biographie auch immer schon ein „Produkt" von Fehlentwicklungen und Fehlentscheidungen. Dies ist nicht pessimistisch gemeint, weil durch die Annahme der Endlichkeit auch eine neue Freiheit möglich ist, wieder anzufangen. Aber der entscheidende Punkt im Kinderwunsch ist, daß wir unsere tieferen Wünsche von der Herrschaft der sie überlagernden oberflächlicheren Bedürfnisse befreien. „Tiefere" Wünsche sind daran erkennbar, daß wir bereit sind, für ihre Erfüllung unser Leben zu ändern, es Einschränkungen und neuen Lernprozessen zu unterwerfen. Unsere oberflächlichen Bedürfnisse nach äußerem Erfolg, Bequemlichkeit, Mobilität und Beifall unserer „Cliquen" stehen dem oft im Wege. Wünschen können, das heißt die eigene Person in ihrem tieferen Wollen zu erfassen. Liebe, und wenn du liebst, tu, was du dann willst, ist eine freie Übertragung des berühmten Wortes Augustinus: „ama, et fac quod vis!" Michael Ende hat mit seiner „Unendlichen Geschichte" nicht nur deshalb Leser gefunden, weil er die Menschen in die Welt der Fantasie hineingelockt hat, sondern sie auch deshalb auf den Grund der Wirklichkeit geführt, weil er sie am Beispiel des liebesgestörten Kindes auf den Grund des Wollens geführt hat.

Nicht nur Wunschkinder sind erwünscht. Es kommt auf die Tiefe des Wunsches, auf die Befreiung des Wollens an. Wenn sie gelingt, dann gibt es keine tödlichen Alternativen mehr.

Karin Struck hat die tödlichen Folgen einer Verneinung von Kindern in ihrem Roman „Lieben" eindringlich beschrieben. Wir zitieren daraus zwei markante Stellen:

> Er macht mir Vorwürfe, daß ich zwei Kinder habe – – „hättest du ja vorher wissen müssen" – – Sie weiß, daß sein Ausbruch zu verstehen ist als der eines Menschen, der keine Schwierigkeiten mehr ertragen kann – – Und Kinder sind Schwierigkeiten – – Sie bricht fast zusammen unter dieser Verneinung – – Wieder ein Mann, der Kinder ablehnt, denkt sie – – und die Enttäuschung höhlt ihre Sinne aus, und sie versucht, sie nicht zu glauben, die Enttäuschung – ... Sie hat immer noch die Entzündung, die sie seit der Abtreibung mit sich herumschleppt – – ... Abgestorbene Reste werden entfernt durch Vaginaltabletten. Sie geht mit ihren Kindern über den Zentralfriedhof. Sie sieht die Frauenklinik am Zentralfriedhof, und dann gehen sie zu den Kindergräbern. Eine lange Reihe Kindergräber, einige darunter ohne Grabkreuz, ohne Namen, ohne Blumen, ohne Pflanzen ....

3. Keine tödlichen Alternativen mehr

Das Drama des unerwünschten Kindes

> „... die Selbstmörderin, die von der Mutter eigentlich zur Abtreibung vorgesehen war, und nur, weil unter Hitler die Abtreibung so schwierig war, hatte die Mutter sie nicht abgetrieben, und nun die tausend Versuche der Selbstmörderin, sich abzutreiben, und beim dritten Versuch einen Arm so zugerichtet, daß er amputiert werden muß ..." (Karin Struck, Lieben, S. 152).

Wer stellt sich gern die Frage, ob er oder sie erwünscht oder nicht erwünscht auf die Welt gekommen ist? Die Antwort wäre ja auch nicht leicht. Sie reichte von der klaren Ablehnung – ich habe es nicht gewollt, und es ist dennoch geboren worden – über das bloße Fehlen des Wunsches, das in Annahme wie in Ablehnung umschlagen kann bis zum „nicht erwünscht, aber angenommen". Die Bandbreite der Einstellungen und ihrer biographischen Veränderung ist außerordentlich groß. Es ist ja auch denkbar, daß ein Kind erst gewünscht und dann abgelehnt wird, daß die Eltern unterschiedliche Meinungen und unterschiedliche Verhaltensweisen einbringen.

Eine unerwünschte Schwangerschaft kann sowohl die Mutter wie das Kind schädigen bzw. benachteiligen. Wenn auch entsprechende Untersuchungen meist darunter leiden, daß hier die Arbeit mit genauen und überall vergleichbaren Begriffen schwer ist, erscheint eine solche These nach allgemeinen psychologischen Erkenntnissen jedenfalls plausibel. Eine Schwangerschaft mit schweren Konflikten, mit Streß und Angst läßt das werdende Leben ebensowenig unberührt wie das Verhältnis zwischen Mutter und Kind. Gesundheitliche, psychische und moralische Folgen sind denkbar und wohl auch im einzelnen zu belegen. Wenn die

„Tragik einer Kindheit ohne Liebe" beschrieben wird, so hat dies sein Gewicht.

Aber ist die große Tragweite solcher psychologischer Beobachtungen der einzige Gesichtspunkt? Und wenn es der einzige Gesichtspunkt für die Kinderplanung wäre, welche Folgerungen ergäben sich daraus? Über den Ratschlag „lieber Empfängnisregelung als Abtreibung" wird noch zu reden sein. Aber zunächst wollen wir auf eine Erweiterung des Gesichtskreises zu sprechen kommen. Ethische Ehrfurcht vor dem Leben und ethischer Respekt vor der Würde des Individuums unterscheidet sich von einer eher psychologisch orientierten Bilanz. Dazu drei wichtige Gedanken:

Zum ersten müssen wir uns darüber klar sein, daß die Benachteiligung des Lebens und der Liebe keine grundsätzliche Veränderung der Würde dieses Lebens bedeutet. „Unerwünscht" kann und darf niemals „unwürdig" werden. Der Satz: „Kinder sollten erwünscht sein", ist sicherlich richtig. Aber ebenso richtig ist der Satz: „Auch unerwünschte Kinder haben das Recht zu leben und in ihrer Würde nicht angetastet zu werden." Wer von seinen Eltern in der Erregung als Kind hört, er sei absolut unerwünscht gewesen, dessen Selbstliebe kann Schaden leiden. Aber Würde haben wir nicht, soweit wir uns selbst leiden und annehmen können. Auch der ungeliebte Mensch ist Träger einer Würde, die wir respektieren müssen. Wäre es dann nicht auch möglich, Kinder zur Welt zu bringen, um ihre Würde zu respektieren, wenn Liebe verhindert ist? Ein ungeliebtes Kind in seiner Würde zu achten – das ist auch in Stieffamilien unter Umständen nötig. Würde ist einklagbar, Liebe nicht. Wer von den Dramen, die Mangel an Annahme und Liebe durch die Eltern bedeuten, nicht betroffen ist, hat kein Herz. Wer aus diesen Dramen schließt, man solle begonnenes menschliches Leben beenden, läßt es zu, daß die Regungen des Herzens nur in eine Richtung gelenkt werden. Das Wissen um die Einschränkungen des Lebens sollte stets *für* und nicht gegen das Leben eingesetzt werden. Die Gefühle, die das Drama des unerwünschten Kindes erweckt, sollten Gefühle für das Leben und für seine Würde sein. Wir können, wenn wir das Leben eines

Menschen wünschen, nicht zugleich sein Sterben wünschen. Es gibt Grenzfälle, die wir in Entsprechung zu einer Bereitschaft zur Selbsttötung verstehen können. Das ist der Wunsch zu sterben, wenn das Leben physisch, psychisch oder sozial unerträglich wird. Aber aus Grenzfällen ergeben sich keine Handlungsanweisungen, aus der Selbsttötung keine Folgerungen für die Tötung des anderen.

Zum zweiten sollten wir uns erinnern, daß es auch erwünschte Kinder gibt, die unter schweren Einschränkungen zu leben haben. Es geht nicht nur um die Behinderten, deren Lebens- und Liebesfähigkeit uns oft das unersetzbare Beispiel dafür gibt, daß wir selbst auch mit unseren Benachteiligungen und Einschränkungen umgehen können. Es geht auch um die vielen Kinder aus der Zweidrittelwelt, die gewünscht und geliebt sind und doch ohne Zukunft bleiben: sie überleben nicht, und ihre Würde wird mißachtet. Der Kampf gegen die Massenarmut ist hier die richtige Konsequenz; Geburtenregelung hat nur einen Sinn, wenn sie ihren Stellenwert innerhalb und nicht außerhalb dieses Kampfes findet. Ebenso ist bei uns die Solidarität mit den Kindern das umgreifende Ziel. Wir wollen, daß Eltern Kinder wünschen können. Wir wollen nicht, daß Eltern, die ein Kind nicht wünschen, sich gezwungen fühlen können, diesem das Leben zu „ersparen". Da ist auf jeden Fall eine Adoptionsfreigabe der richtigere Weg, auch wenn er keine Garantie enthält. Die Adoptiveltern wünschen ja das Kind und nehmen es an.

Schließlich sollten wir nicht vergessen, daß es auch das Leid der Kinder unter fehlgeleiteter Liebe und unter dem Besitzanspruch der Eltern gibt. Die psychischen Folgen des überzogenen Kinderwunsches oder die psychischen Folgen der Bindung des eigenen Selbstwertgefühls an das Gelingen des Kindes haben ebenfalls zu Schädigungen geführt. Was ist zum Beispiel, wenn Eltern zu wenig mit ihren eigenen Grenzen, mit ihrer Belastbarkeit, ihrem Zeitmangel und ihren Bedürfnissen rechnen? Das Melodram einer Schauspielerin, die ein Kind zum Vorzeigen und Hätscheln braucht, aber in ihrer Karriere aufgeht, ist in Hollywood beliebt gewesen. Und wie steht es mit der Anerkennung der Eltern, wenn ein Kind nicht den geheimen Wunsch erfüllt, unverwirklichte Träume des Vaters oder der Mutter zu realisieren? Wenn es in Schule, Beruf, Liebe oder Ehe „versagt"? Liebe ohne Distanz verleugnet den Respekt, den individuelle Würde braucht. Wir müssen dem Sozialpsychologen Erich Fromm recht geben: der Sozialisationsprozeß kann nach zwei Seiten hin unter schlechten Voraussetzungen stehen: wenn die Kälte und Gleichgültigkeit oder die Ablehnung und Abneigung zuviel Distanz schaffen, aber auch, wenn Gefühle mit einer Investition verwechselt werden, die Zinsen tragen soll. Sensible Kinder berichten von ihrem Leid unter der Kälte, andere von ihrem Leid unter der distanzlosen Nähe. Nähe und Distanz machen die Zärtlichkeit aus.

Wer zwingt uns denn auch, unsere einander so oft widerstreitenden Gefühle auf einen gemeinsamen Nenner mit eindeutigem Vorzeichen zu bringen? Pseudowissenschaftliche Methoden sind hier auf eine Eindeutigkeit aus, die erst durch die Art der Befragung hergestellt wird. Die eingreifende Neugier der Wissenschaft braucht eine Schwester in der Weisheit der Erfahrung. Diese ist sowohl bei behindertem Leben als auch bei nachdenklichen Eltern zu finden.

Noch einmal: weder wollen wir extreme Entscheidungen verurteilen, noch aus extremen Fällen einen allgemeinen Maßstab für eine Indikation zum Töten ableiten. Eine der meist diskutierten Extremlagen stellt die sogenannte „Früheuthanasie" dar. Damit werden Schwangerschaftsabbrüche – neben dem Sterbenlassen Neugeborener – eingeschlossen, die eine diagnostizierte Einschränkung der Lebensqualität und/oder Lebensdauer des heranwachsenden Lebens zur Ursache haben.

Früheuthanasie?

Bei einem Symposium über Wissenschaft und Gesellschaft wurde jüngst ernsthaft die Frage diskutiert, ob Krankenversicherungen nicht das Recht hätten, in dem Falle nicht zu bezahlen, wenn eine Mutter ihr während der Schwangerschaft als erbkrank diagnostiziertes Kind zur Welt bringen wolle. Solche Fragen setzen zwar andere Verhältnisse im Versicherungswesen (wie in den USA) voraus, aber sie entsprechen den Kosten-Nutzen-Analysen, wie sie Kuhse/Singer 1985 aufgestellt haben:

„Da wir nicht denken, daß neugeborene Kinder ein ihnen selbständig zukommendes Recht auf Leben haben, denken wir, daß eine Gesellschaft entscheiden kann, daß ihre Ressourcen viel dringender für andere Aufgaben verwandt werden sollen als für die Pflege behinderter neugeborener Kinder, deren Eltern nicht bereit sind, für sie zu sorgen" (Should the baby live? The Problem of Handicapped Infants, Oxford u. a. 1985, 192).

Es ist wirklich schwer, solche Zeilen zu lesen, ohne in eine Polemik zu fallen, die von der Erfahrung nationalsozialistischer Rechtsprechung und Unrechtspraxis genährt ist. („Recht ist, was dem Volke nutzt.") Aber man kommt nicht umhin, in der berechtigten Diskussion um die Früheuthanasie immer wieder ein Gefälle zu beobachten, das wir als „permissiven Faschismus" charakterisieren möchten. Damit ist gemeint, daß die Lockung eines Wunsches für die selbstbestimmungsfähigen Beteiligten gleichsam zur Falle wird: im Namen gesellschaftlicher Nützlichkeit werden die Betroffenen von „überflüssigen" Gewissensregungen befreit. Dieser „Faschismus" kommt nicht über den äußeren Zwang, sondern über die Lockung unserer intimen Regungen zum Bösen. An die Stelle der Propaganda tritt die Werbung, die schon jeden Konsumwunsch weißwäscht und jede gewollte Einschränkung als töricht erscheinen läßt. Wir müssen uns fragen: was wünschen wir *selbst,* und wo sind wir abhängig: von Eltern, Nachbarn, Ehepartnern, Kollegen? Was wünschen wir *selbst,* und wo wird uns etwas eingeredet, bequem gemacht? Welche Erfahrungen mit behinderten Kindern haben wir *selbst* gemacht bzw. sind uns von glaubwürdigen Zeugen übermittelt? Machen wir uns *selbst* die Mühe, uns kundig zu machen, die Möglichkeiten genau mit *eigenen* Augen zu prüfen?

Wir müssen aus den tödlichen Alternativen heraus. Freilich darf dies nicht um den Preis der Verharmlosung von Behinderungen geschehen, die ja zum Teil schon aus sich selbst zu einem frühen und schmerzhaften Ende führen. Wir dürfen auch nicht die Früherkennung von Krankheiten im Prinzip denunzieren, weil sie oft zu jener Gewißheit der Gesundheit führt, die Leben retten kann. Manche Früherkennung hat jedoch problematische Folgen für die Mutter und für den Verlauf der Schwangerschaft. Dies ist jedoch ein eigenes gewichtiges Thema, über das angesichts der Verfeinerung frühdiagnostischer Methoden vermehrt nachgedacht werden sollte.

Wenn wir eine solidarische Gesellschaft wollen und keinen liberalen Nachtwächterstaat, der nur die Eigentumsrechte selbstbestimmungsfähiger Personen schützt, dürfen wir uns auf die faschistischen Verlockungen mit dem Sortiment an Erlaubnisangeboten nicht einlassen. Die Medizin gleicht immer mehr einem Warenhaus, in welchem Wünsche betreut werden. Die Berufsbilder, die Erfolgsprofile und die Möglichkeiten, sich auf Leistung hin etwas zu leisten, sind ständig in der Werbung präsent. Gut sortiert warten die Waren und mit ihnen die Versprechungen, die vergängliche Werte durch Illusionen zu erhöhen suchen. Schon Pier Paolo Pasolini hat in seinen „Freibeuterschriften" erkannt, daß Konsumismus töten kann. Wer nicht mehr bereit ist, mit eingeschränktem Leben zu teilen oder sich in seinem Leben durch das benachteiligte Leben anderer stören zu lassen, der merkt nicht, daß er den „Bruder Hitler" in sich trägt, wie ihn Thomas Mann in einem berühmten Aufsatz in sich aufgespürt hat. Die belgische Stadt Geels hat aufgewiesen, daß geistig Behinderte in der Mitte ihrer Mitmenschen leben können, wenn diese ihnen den Platz einräumen. Wir selbst haben als Kinder andere Kinder, körperlich oder geistig behindert, als Spielkameraden gehabt. Niemand wunderte sich darüber. Es war der Alltag. Wir kennen und erleben immer noch Menschen unter uns, die „abgetrieben" würden, wenn sie heute unterwegs zu ihrer Geburt wären. Jeder von uns kann sie fragen, was sie im nachhinein davon halten, daß sie eine Lebenschance bekamen.

Nach deutschen Vorstellungen fehlen für die Zulassung von Experimenten mit frühen Embryonen die Voraussetzungen für eine Abwägung mit etwaigen „höherrangigen" Zielen. Frühe Embryonen können sich bei der Befruchtung außerhalb des Mutterleibes „ergeben". Sie haben quasi in der Glasschale eine Überlebensfähigkeit von ca. 10 Tagen. Getestet werden sollen Verbesserungen der künstlichen Befruchtung mit Einfügung der befruchteten Eizelle in den Mutterleib, mögliche Organtransplantationen und genetisches Material zu diagnostischen Zwecken. Solche Ziele sind teils auch auf anderem Wege erreichbar, teils zu ungewiß. Von vielen werden solche Abwägungen auch theoretisch abgelehnt, weil der „verbrauchende" Umgang mit frühen Embryonen ein Gefälle zur Abstumpfung gegenüber dem Anteil am menschlichen Lebensrecht erzeugt.

Dieses Argument scheint auch uns überzeugend. Im Umgang mit frühen Embryonen ist ohnehin schon in Kliniken – wenn auch vermutlich nicht generell – mit Abstumpfungsprozessen zu rechnen, die zum Teil durch eine erneute Diskussion um einen Beginn des menschlichen Lebens gefördert werden, der später liegt als die Befruchtung, d. h. die Verschmelzung von Eizelle und Samenzelle.

Ein weiteres unbestreitbares Zeugnis für eine Abstumpfung ist der bereits beschriebene Prozeß: die normative Kraft des Faktischen seit der Strafrechtsreform am § 218. Sie hat aus der ursprünglichen indikationsgebundenen Straffreiheit zuerst eine Nicht-Rechtswidrigkeit, dann eine Legalität, zuletzt einen Rechtsanspruch im Falle indizierter, aber nicht durchgeführter Abtreibungen gemacht. Dazu hat die Versicherungspraxis erheblich beigetragen: was rechtlich „ erlaubt" ist und von öffentlichen Kassen bezahlt wird, das steht einem dann auch zu. Auch die Doppelzüngigkeit, mit der in der Gesetzesauslegung für die Versicherungen von Nicht-Rechtswidrigkeit, in den Vorschriften des Bundesministers für die Beratungspraxis aber von Rechtswidrigkeit des Schwangerschaftsabbruches generell die Rede ist, hat zu diesem Gefälle beigetragen.

Das Gefälle existiert freilich heute schon, weil angelsächsische Länder (England, USA, Australien) in ihrer Gesetzgebung oder Rechtsprechung bedenkenloser vorgehen. Es wird dann leicht gesagt, die Deutschen wollten bloß Nutznießer der Experimente in anderen Ländern sein, so wie sie Nutznießer der Reproduktionsexperimente vor 1978 mit befruchteten menschlichen Eizellen geworden seien. Aber wenn ein falscher Weg zu hilfreichen Ergebnissen führt, ist dies noch keineswegs ein Argument, den falschen Weg zu gehen.

Die Grundsatzfrage des Embryonenexperimentes betrifft freilich schon die künstliche Befruchtung außerhalb des Mutterleibes mit nachfolgender Einpflanzung der Embryonen. Abgesehen von der geringen Erfolgsquote – kaum über 10 Prozent – und von vielen unerfreulichen Begleiterscheinungen werden immer mehrere Embryonen eingepflanzt, um die Chancen zu erhöhen. Wir sehen darin ein „Embryonen-Roulette", das auf der gleichen Ebene liegt wie die (verbotenen) Embryonen-Experimente.

Wir müssen auf diese Frage hier eingehen, weil Fakten und Argumente zwischen Schwangerschaftsabbruch und Embryonenexperiment hin und her geschoben werden. So wird z. B. gesagt: wer indizierte Schwangerschaftsabbrüche zuläßt, muß auch Embryonenexperimente zulassen. Dabei wird übersehen, daß die Indikationen nur Straffreiheit (Entpoenalisierung) begründen. Sie dürfen nicht als Legalisierungsargument gebraucht werden. Aber da haben wir sie wieder: die normative Kraft des Faktischen.

Die erneuten Bemühungen, den Lebensbeginn zu verschieben, um sich ethische Probleme zu ersparen, diskutieren folgende Zeitpunkte:

- die Einnistung oder Einpflanzung im Uterus (mit welcher die Schwangerschaft für die Frau eigentlich beginnt);
- die Herausbildung von Gliedmaßen („when I can see the nose", sagte einmal ein englischer Embryonalbiologe);
- die biologische Funktionsfähigkeit des Gehirns, frühestens am 70. Tage nach der Befruchtung.

Wir wollen auf diese Frage im einzelnen später eingehen. Hier ist zunächst von Bedeutung, daß jede physiologische Bestimmung der Menschwerdung prekär ist. Dies gilt für den Zeitpunkt der Befruchtung nur bedingt, weil er nicht für die Faktizität, sondern nur für die Potentialität, für die Möglichkeit des Menschwerdungsprozesses steht. Wir müssen aber auch die geringste Möglichkeit ernst nehmen, weil, wie der Philosoph Klaus Hartmann im Anschluß an Aristoteles aufgezeigt hat, alles, was etwas werden kann, wenn es nicht von außen daran gehindert wird, dieses bereits ist, das es werden kann. Die befruchtete Eizelle bzw. der aus der Verschmelzung von Samenzelle und Eizelle entstandene frühe Embryo kann ein Mensch werden, wenn kein Hindernis eintritt. Deshalb *ist* sie bereits, was sie werden kann, wie ein Keimling bereits das Wesen der Pflanze in sich trägt. Alles Werden muß von seinem Werdeziel her bestimmt werden. Man darf es nicht gedanklich oder gar praktisch davon abschneiden. Die „Natur" gestaltet diesen Prozeß freilich offen, weil befruchtete Eizellen unter Umständen nicht zur Einnistung gelangen und weil aus der befruchteten Eizelle nicht nur der Embryo, sondern auch der Mutterkuchen und die Schutzhäute entstehen. Aber wir Menschen übernehmen die Verantwortung, wenn wir das blinde Spiel der Natur durch bewußte Planung ersetzen. Dürfen wir sie übernehmen? Wir würden dann nach dem Bilde des mittelalterlichen Gottes handeln, der die Seele in den Leib setzt. Ein ganzheitliches Leib-Seele-Verständnis hat uns ein anderes Gottesbild und ein anders Menschenbild vermittelt. Wir sollten nicht in einen mittelalterlichen Dualismus zurückfallen.

Zu den Sorgen, die ein möglicher Mißbrauch erzeugt, gehört auch die schwer kontrollierbare „Erzeugung" von frühen Embryonen zum Zwecke des Experimentes, wenn dies einmal zugelassen ist. Dieses Problem existiert auch hinsichtlich einer medizinisch-therapeutischen „Verwertung" von abgetriebenen Foeten, z. B. für die Organtransplantation.

Menschen, die mit der Abtreibung keine ethischen Probleme haben, werden auch gegen die medizinische Nutzung von foetalen Organen nichts einwenden. Eher ist schon damit zu rechnen, daß Menschen, die an sich Gegner der „freien" Abtreibung sind, rationale Gründe dafür finden, daß das unabwendbar abgetriebene Leben kranken Menschen helfen könnte. Aber es gibt dennoch gewichtige Argumente gegen diese gutgemeinte Instrumentalisierung:

- der „Dienst" am Kranken oder gar an der gesellschaftlichen Allgemeinheit könnte zum Beschwichtigungsargument werden, das für Schwangerschaftsabbrüche ausschlaggebend wird;
- aus der Tragik des Scheiterns wird noch Kapital geschlagen, damit entschwindet der Respekt vor dem Unglück;
- auch hier besteht die Möglichkeit eines Gefälles in Richtung auf ein schon jetzt vorhandenes dunkles Organgeschäft, d. h. den Ankauf, die Hortung und das Angebot von Organen unter rein wirtschaftlichen Gesichtspunkten ohne Verantwortung der Herkunft und der Verwendung.

Es gibt offensichtlich junge emanzipierte Frauen, die zwar für die Selbstbestimmung der Frau in der Schwangerschaft eintreten, aber die Instrumentalisierung von Foeten für die Organtransplantation ablehnen, weil damit, ähnlich wie beim Embryonen-Experiment, der Bereich der Reproduktion in andere Hände zu geraten droht.

Dies scheint uns durchaus nicht inkonsequent, weil sich dieses Argument in jedem Falle gegen eine Verfügung über werdendes Leben richtet, welche die besondere Einheit von Kindwerden und Mutterwerden in der Schwangerschaft außer acht läßt.

Mancher wird einwenden, daß Mann oder Frau am Bett der Kranken, die der Organe oder Gewebe bedürfen, über diese Frage anders denken würden. Dem wollen wir aber entgegenhalten, daß eine solche Gewichtung des verständlichen Mitleidens letztlich dazu führt, daß die Grenzen des Mitleidens mit dem vom Tod bedrohten Menschenleben immer enger gezogen werden. Die radikale Betonung des Wohles vieler einzelner führt unausweichlich zur Abfindung mit dem „Elend des letzten Drittels" der Bevölkerung: dort sind die Arbeitslosigkeit, das Analphabetentum, die Kriminalität und die Frustration besonders hoch. Die Versprechen einer sogenannten „Wohlstandsgesellschaft", der Wohlstand für alle, werden nicht eingelöst. Im England des „Thatcherismus" hat man auch vom „Zweidrittelwohlstand" gesprochen. Das ist in der Ökonomie nicht anders als in der Medizin, und je mehr die Medizin den Gesetzen der Ökonomie angepaßt wird, um so mehr droht sie, deren Geist zu übernehmen. Dieses Problem betrifft freilich nicht nur die Medizin, sondern auch, wie wir gleich sehen werden, alle beteiligten Menschen.

Beruf oder Kind?

Die tödlichen Alternativen sind alltäglich. Eigentlich sollte man im Zusammenhang mit beruflicher Selbstverwirklichung und Sicherung des Arbeitsplatzes von einer tödlichen Vernetzung sprechen. Es gibt dafür einige Beispiele.

Es gibt Berufe, die schlucken den Menschen ganz. Der medizinische Beruf kann, vor allem im klinischen Bereich, dafür das zentrale Beispiel sein. Es ist kein Zufall, daß die Serienseifenoper „Schwarzwaldklinik" hier ein Tabu – alle Probleme müssen in Vorabendserien hochmoralisch gelöst werden – gebrochen hat. Diese Folge wurde freilich dann, auch wegen einer anderen Szene, umgeschrieben und neu gedreht. Es ging um eine schwangere Ärztin, die den Aufstieg zur Oberärztin mit großer beruflicher Zukunftsperspektive als nicht vereinbar mit dem Austragen der Schwangerschaft und dem darauf folgenden Mutterdasein empfand. So wird es wohl faktisch oft sein. Die tödlichen Alternativen stellen sich für Frauen, nicht für Männer. Gibt es Männer, die Frauen solche Alternativen abnehmen, nicht nur verbal, was nichts kostet, sondern auch verbürgt und glaubwürdig durch die Art ihres Zusammenlebens mit den Frauen? Solange es solche Männer nicht gibt, besteht der Anspruch an die Frauen, heldenhafte Entschlüsse zu fassen, vorbildliche Opfer zu sein. Verständlicherweise weichen viele dieser Alternative aus. Erst wenn sie ihre Karriere gesichert haben, mit ca. 35, erfüllen sie sich, dann aber mit angestauter Energie, den verschobenen Kinderwunsch. Dann aber können neue Probleme entstehen, z. B. das der Früheuthanasie bei Mongoloismus.

Die tödliche Vernetzung ist nicht immer extrem. Es gibt Kompromisse, wenn z. B. Eltern als Beamte und Angestellte, etwa als Lehrer und Lehrerinnen, ihre doppelte Berufstätigkeit neben den Kindern verkraften können. Schulen können dabei funktionsfähig bleiben, während Betriebe und Kliniken in ihrem Funktionsablauf erhebliche Probleme bekommen, auch Probleme mit einer Mehrbelastung anderer durch den Mutterschutz bei den Schwangeren. Möglicherweise stimmt hier etwas nicht am Konzept. Möglicherweise sind wir aber auch alle nicht bereit, die Kosten zu tragen, die unter Einschluß von Frauen- und Kinderrechten in unserer Gesellschaft tatsächlich entstehen würden.

Wo Kompromisse möglich sind, geht der Lastenanteil mehrheitlich an die Frauen. Sie müssen dann nicht auf Beruf und Arbeitsplatz verzichten, wohl aber Einbußen im Aufstieg hinnehmen. Die Posten der Abteilungsleiter, Direktoren, Manager etc. sind meist in männlicher Hand, auch dort, wo das weibliche Reservoir fast ebenso groß wäre wie das männliche. Es gibt viele Berufe, z. B. den Lehrerberuf, in welchen man sich fragt, wo denn nun die Qualifikationsnachteile für Frauen liegen, wenn sie über einen vorübergehenden Zeitraum, länger oder kürzer, als Mütter „gearbeitet“ haben? Die Verwechselung von Kompetenz mit Dienstjahren ist in der nachindustriellen Dienstleistungsgesellschaft gang und gäbe. Das gleiche gilt für die Mißgunst gegenüber Versorgungsansprüchen, die am Herd und nicht am Pult erworben werden.

Das zweite Beispiel bezieht sich auf die Sicherung des Arbeitsplatzes für schwangere Frauen. Dies führt im Extrem dazu, daß Einstellungen von „Schwangerschaftsgefährdeten“, wie z. B. von jungen Ehefrauen, gern umgangen werden. Solches wurde uns auch von katholischen Krankenhäusern berichtet. Dies wäre dann ein Beispiel dafür, daß man Rigorismus nur um den Preis der Inkonsequenz haben kann. Nun könnte man in Anpassung an bestehende Verhältnisse sagen: Wenn es weniger Schutz für Schwangere gäbe, dann erhielten junge Frauen eher Arbeitsplätze und würden weniger belastend für ihre Kolleginnen sein, wenn sie wegen Schwangerschaft ausfallen. Die Kosten für Lösungen mit ausreichender Sicherung des Arbeitsplatzes und zureichendem Freiraum für Schwangere dürfen jedoch nicht als gewichtiger erscheinen als die Erstellung günstiger Rahmenbedingungen für Schwangerschaften und Mutterschaften.

Es könnte so scheinen, als sprächen wir hier gegen jedes Opfer seitens der werdenden Mütter oder der Eltern. Aber es geht hier um die richtige Prioritätensetzung. Opfer kann verlangen, wer selbst Opfer bringt. Das gilt vor allem zwischen Mann und Frau. Und Opfer können angenommen werden, wenn Aussicht darauf besteht, daß sich die Lage verändern wird, die solche Opfer verlangt. Es genügt gewiß nicht, den status quo anzuklagen. Man muß auch mit ihm leben, und er verändert sich nicht von selbst und nicht allein „von oben".

Was also können wir selber tun? Macht es nicht Lust, ein Mensch, Mann oder Frau, für Kinder zu sein – ein königlicher Dienst mit großer Herausforderung, hoher Dramatik und zugleich ein Spiel am Herzen des Lebens selbst? Wir könnten zugleich unsere dritte Lebensphase vorbereiten! Gibt es nicht Menschen, die stets, auch jenseits der 50, etwas Neues anfangen? Vielleicht wäre es gut, wenn wir einmal Lust und Frust vergleichen in Beruf und Familie, ohne nur die eingeimpften Vorurteile dabei zu wiederholen. Aber kämpfen wir weiter gegen die Umstände, die zur Wahl zwingen, ohne daß wir die Wahl wollen.

Wir sprechen hier nicht auf der Ebene der Empfängnisregelung, auch nicht im Zusammenhang mit der gewiß nicht unwichtigen Frage, inwieweit der Kinderwunsch der naheliegendste Ausdruck einer liebenden Beziehung ist. Vielmehr geht es um die Frage, ob angesichts einer nun einmal eingetretenen Schwangerschaft die Abwägung zwischen den zu erwartenden Einschränkungen (und Freuden) des Lebens einerseits und den Single-Möglichkeiten bzw. Zweiheits-Erlebnissen (und ihren Einschränkungen) andererseits zu einer tödlichen Alternative werden darf. Wenn die Selbstverwirklichung sich dem Konsumismus annähert, wird sie zur Zeitbombe, die unsere ganze Zivilisation bedroht. Die Kosten einer solchen Selbstverwirklichung werden schon jetzt in der Zweidrittelwelt bezahlt. Die Verwechselung von Selbstverwirklichung mit der Willkür („laßt uns haben, was wir bekommen können und was uns keinen Ärger macht") bedeutet letztlich die Auslieferung unserer Freiheit an das Phänomen, das Nietzsche den „letzten Menschen" genannt hat: „er hat sein Lüstchen für den Tag, er hat sein Lüstchen für die Nacht, aber er ehrt die Gesundheit". Keine tödliche Vernetzung des Kinderkriegens mit dem Konsumismus zulassen, ist unser aller Aufgabe. Es ist aber eine Aufgabe des Zeugnisses, nicht eine Aufgabe der Gewalt.

Wenn wir aber mit dem Thema des Opfers und des Verzichtes nicht ideologisch sein wollen – Ideologie verstehen wir hier als Teilwahrheit oder partielle Blindheit –, dann muß dieses Thema der Anlaß zu einer Männerrede sein. Denn ohne Änderung des Mannes gibt es keine Änderung unserer „Kultur der Teilnahmslosigkeit", wie sie von Albert Camus bis Martin Walser von vielen diagnostiziert und beklagt worden ist.

4. Was Mann tun kann

Solange nur wenige Männer werdende Väter nicht nur heißen, sondern auch sind, solange wenige Männer mit der gleichen Präsenz und Hingabe als Väter wirken wie Frauen als Mütter, wird der frühe Prozeß der Menschwerdung die Frauen mehr betreffen als die Männer. Geistige Beurteilung (durch Männer) und leibliche Einfühlung (durch Frauen) können in einen gefährlichen Antagonismus geraten. Das Verlangen nach Selbstbestimmung bei den Frauen, nach einer Autonomie der Frauen auf dem Hintergrund *ihrer* Solidarität unter Ausschluß des Stimmrechts für männliche Solidarität ergibt sich daraus, daß sie nicht nur ihrer Natur unterworfen sind, sondern auch der Instrumentalisierung dieser Natur durch die Männerherrschaft.

Das Beharren auf der „geistigen" Beurteilung führt z.B. dazu, daß die Entwicklung des Embryos gleichsam chirurgisch, d.h. abgeschnitten von der weiblichen Selbsterfahrung gesehen wird. Aus dieser Perspektive wird der Lebensschutz „von Anfang an" gefordert. Auch wenn die Gesetzgebung dann unter dem Gesichtspunkt der Abwägung mit der „Zumutbarkeit" gegenüber der Frau liberaler wird, bleibt doch der große Apparat, der etwa bei der derzeitigen Gesetzgebung in Deutschland – von Männern gemacht – von der Frau in einer Konfliktschwangerschaft zufrieden gestellt werden muß, bis es zu einem straffreien Abbruch kommt.

Auf der anderen Seite führt das Beharren auf der „leiblichen" Einfühlung seitens der Frauen dazu, daß subjektives Empfinden über eine objektive Lage gestellt wird: z.B. das späte Erfühlen des werdenden Lebens als Kind, das dann als Ungeborenes ebenso angenommen wird wie als Geborenes. Tötung von ungeborenen Kindern (in den Stadien der Schwangerschaft nach der 22. Woche) ist, so hat man festgestellt, seitens der Mutter nicht häufiger als die Tötung von bereits geborenen Kindern. Wenn die Frau nach ihrem Selbstempfinden Mutter geworden ist, „erledigt" sich gleichsam das Problem des Schwangerschaftsabbruches. Aber was ist vorher? Die Frau weiß, daß sie schwanger ist, sie fühlt, daß sie sich dabei selbst verändert, aber sie „begegnet" dem Kind noch nicht als Kind. Möglicherweise ist diese Begegnung, bevor das Kind sich leiblich durch Selbstbewegung bemerkbar macht, in die Beziehung von Mann und Frau eingebettet und hängt von der gegenseitigen Annahme in der Weise ab, daß das werdende Leben als Kind erfahren wird, wenn es diese Annahme gibt, und als bloße Möglichkeit bzw. als Gefahr, wenn diese Annahme fehlt. Durch die Möglichkeit des ärztlichen Schwangerschaftsabbruches sieht sich die Frau in den ersten drei Monaten vor einer zweiseitigen Verantwortung: gegenüber einem möglichen Abbruch und gegenüber einem möglichen Austragen des werdenden Lebens, die ihr als Entscheidung erscheinen mag, ob sie es überhaupt in das Stadium eines ungeborenen Kindes bringen soll ...

In diesem Zusammenhang ist die besondere Verantwortung des Mannes zu sehen. Das Beharren auf der geistigen Beurteilung darf die leibliche Einfühlung nicht überspringen. Die Verbindung zwischen der gegenseitigen Annahme der Partner und dem Kindwerden des werdenden Lebens muß ganz ernst genommen werden. Hier ist der Punkt, wo Sexualverhalten und Lebensverantwortung besonders weit auseinanderfallen. Denn die Verantwortung für Schwangerschaften beginnt nicht erst dort, wo sie entstanden sind und ist auch nicht nur eine Frage der Empfängnisregelung, sondern sie greift tief in das Geschlechterverhältnis ein und nimmt teil an dessen Belastung durch männliche Sexualtaktik und weibliche Bindungsversuche.

Ein Beispiel für männliche Taktiken, sich der Vaterschaft zu entziehen

Milan Kundera, „Abschiedswalzer" (München 1983)

Die Geschichte vom Trompeter Klima und der Krankenschwester Rosa beginnt mit einer Party nach einem Konzert: „Der Trompeter hatte ihr vor allen anderen den Vorzug gegeben und verbrachte die Nacht mit ihr." Danach meldet er sich „mit keiner Silbe mehr", antwortet nicht auf Kartengrüße, läßt sich am Telefon verleugnen. Rosa, die mit der Beziehung angibt und dadurch den „Trompeter zum Besitz all ihrer Kolleginnen" macht, erfährt, daß der Trompeter verheiratet ist. Die Schwangerschaft tritt ein, obwohl sie, wie Rosa meint, „physiologisch unmöglich" (S. 10) und die Vaterschaft Klimas fragwürdig ist.

Für Klima handelt es sich um eine „Schreckensnachricht". Seit Jahren lebte er in Furcht vor Konsequenzen seiner flüchtigen Beziehungen. Er wußte „daß eine Schwangerschaft ein Schlag war, der einen jederzeit und von überall her treffen konnte, ein Schlag, gegen den es keine Blitzableiter gab und der sich mit einer pathetischen Stimme am Telefon ankündigte". Die Vortäuschung einer Schwangerschaft durch eine „Blondine" in frühen Jahren „hatte zur Folge, daß er danach nur noch unter Angstgefühlen (aber trotzdem recht eifrig) mit Frauen verkehrte". Er versuchte, mit „krankhafter Vorsicht" einen derartigen „Unfall" zu vermeiden, und wenn er ein trauriges Pathos in der Stimme einer anrufenden jungen Frau vernahm, war er froh, wenn es sich um eine verstorbene Mutter und nicht um ein gezeugtes Leben handelte. (S. 11 f.)

Die Musikerkollegen, welche Klima ähnlich parteiisch beraten wie Rosa ihre Kolleginnen, schlagen vor, die Panne entweder durch schroffe Zurückweisung, durch Beschädigung ihres Rufes (alle bezeugen, mit ihr geschlafen zu haben) oder mit Argumenten zur Abtreibung zu bringen. Dabei diskutieren sie drei „grundlegende Möglichkeiten":

– Appell an das Mitleid der Krankenschwester mit seiner nerv-

lichen und „moralischen“ Situation (Rücksicht auf seine Frau);
- Pochen auf die Ungewißheit der Vaterschaft (sie ist in der Tat ungewiß);
- das Mädchen belügen, d. h. ihr eine gemeinsame Zukunft nach der Scheidung des Trompeters versprechen und im Namen der Zukunft zu zweit „dann bitten, die Schwangerschaft liebenswürdigerweise abzubrechen.“ (S. 13–15)

Die dritte Möglichkeit wird schließlich trotz ihrer Unlogik (warum sollte der Trompeter die Krankenschwester plötzlich so sehr lieben?) minutiös durchgeführt. Die folgende Szene schildert die Begegnung:

> Als sie Platz genommen hatten, lächelte er Rosa an, streichelte ihre Hand und sagte, das Kleid stehe ihr gut. Sie widersprach ihm bescheiden, er bestand aber auf seiner Meinung und bemühte sich, eine Weile über das Thema ihres Charmes zu sprechen. Er sei überrascht von ihrer Erscheinung. Die ganzen zwei Monate habe er an sie gedacht, bis die visuellen Bemühungen seiner Erinnerung eine Gestalt geschaffen hätten, die der Wirklichkeit fern lag. Sonderbar sei, daß ihre wirkliche Gestalt, obwohl er sehnsuchtsvoll an sie gedacht habe, die imaginäre bei weitem überrage.
>
> Rosa wandte ein, der Trompeter habe sich zwei Monate lang überhaupt nicht gemeldet, es schiene ihr also nicht, daß er allzu oft an sie gedacht habe.
>
> Auf diesen Vorwurf hatte er sich gut vorbereitet. Er winkte müde ab und sagte dem Mädchen, sie könne sich gar nicht vorstellen, was für zwei schreckliche Monate er hinter sich habe. Das Mädchen fragte, was ihm widerfahren sei, doch der Trompeter mochte nicht ins Detail gehen. Er sagte nur, er habe großen Undank geerntet und sei nun ganz allein auf der Welt, ohne Freunde, ohne einen einzigen Menschen.
>
> Er hatte Bedenken, Rosa könnte ausführlicher nach den Einzelheiten seiner Qualen fragen, denn dann hätte er sich in Lügen verstricken müssen. Seine Bedenken waren unbegründet. Rosa zeigte sich zwar sehr berührt davon, daß der Trompeter zwei schlechte Monate hinter sich hatte; und sie akzeptierte diese Begründung für sein zweimonatiges Schweigen gern, der eigentliche Inhalt seiner Qualen war ihr aber völlig gleichgültig. An seinen traurigen Monaten war für sie nur die Trauer als solche wichtig.
>
> „Ich habe viel an dich gedacht und hätte dir gern geholfen“, sagte sie.

„Ich hatte die ganze Welt dermaßen satt, daß ich fürchtete, wem auch immer unter die Augen zu treten. Ein trauriger Gesellschafter ist ein schlechter Gesellschafter", sagte er.

„Ich war auch traurig", sagte sie.

„Ich weiß." Er streichelte ihre Hand.

„Ich habe schon lange gedacht, daß ich ein Kind von dir erwarte. Und du hast dich nicht gemeldet. Ich hätte das Kind aber auch behalten, wenn du nicht gekommen wärst, selbst wenn du mich nie mehr hättest sehen wollen. Ich habe mir gesagt, auch wenn ich ganz allein bleibe, werde ich wenigstens dein Kind haben. Ich hätte es mir niemals nehmen lassen. Nein, niemals ..."

In diesem Moment verschlug es Klima die Sprache, und sein ganzes Denken wurde von stillem Grauen erfüllt.

Zum Glück blieb der Kellner, der träge die Gäste bediente, nun an ihrem Tisch stehen und fragte sie nach ihren Wünschen.

„Einen Cognac", seufzte der Trompeter und verbesserte sich sogleich: „Zwei."

Wieder war es still, und Rosa flüsterte von neuem: „Für nichts in der Welt würde ich es mir nehmen lassen."

„Sag das nicht." Endlich hatte er sich wieder gefaßt: „Das ist schließlich nicht nur deine Sache. Ein Kind ist nicht nur eine Angelegenheit der Frau. Es ist eine Angelegenheit von beiden. Und beide müssen sich darin einig sein. Sonst kann alles ein schlimmes Ende nehmen."

Kaum hatte er zu Ende gesprochen, wurde ihm klar, daß er soeben indirekt zugegeben hatte, der Vater des Kindes zu sein, und daß er von diesem Moment an nur noch auf der Basis dieses Geständnisses mit Rosa reden konnte. Er wußte zwar, daß er plangemäß vorgegangen und dies ein Rückzug war, mit dem er von vornherein gerechnet hatte, aber er war trotzdem über seine Worte erschrocken.

Die nächste Begegnung in diesem Drama oder, wie der Autor sagt, in diesem „Schachspiel", beginnt mit „widerwärtigen" Zärtlichkeiten (aus der Sicht des Trompeters), die dem Zweck dienen, Rosa die Lüge unterzujubeln: „Ich will mit dir zusammen sein, weil ich dich liebe, und nicht, weil du schwanger bist." Rosa aber kämpft gegen den Schwangerschaftsabbruch „nicht, weil sie wirklich in tiefster Seele davon überzeugt gewesen wäre." Sie spürt nur ihre „Chance und Gelegenheit", ja ihre „Macht" „wie ein Bauer im Schachspiel, der gerade am anderen Ende des Bretts angelangt und zur Dame geworden war".

Zunächst sieht alles nach einem „Patt" aus. Beide wiederholen sich. Klima sein „Liebe zu zweit ohne Familie", Rosa ihr „ Nein" zum Abbruch. Schließlich ist Rosa aber als erste erschöpft.

Rosa war aber ebenfalls am Ende. Auch sie hatte keine Argumente mehr und spürte, daß man einem Mann gegenüber, den man erobern wollte, nicht zu lange ein bloßes *nein* wiederholen durfte.

Sie standen lange so da, und als Klima sie aus seiner Umarmung entließ, senkte sie den Kopf und sagte mit ergebener Stimme: „Dann sag mir, was ich tun soll."

Klima wollte seinen Ohren nicht trauen. Es war so plötzlich und so unerwartet eingetroffen, und es war eine grenzenlose Erleichterung. Sie war so grenzenlos, daß er sich sehr beherrschen mußte, um sie sich nicht anmerken zu lassen. Er strich dem Mädchen übers Gesicht und sagte, der Chefarzt Skreta sei ein guter Bekannter von ihm und es genüge, in drei Tagen vor der Kommission zu erscheinen. Er würde mitkommen. Sie brauche keine Angst zu haben.

Rosa leistete keinen Widerstand, und er hatte erneut Lust, seine Rolle weiterzuspielen. Er hielt ihre Schultern umarmt, blieb immer wieder stehen und küßte sie (seine Freude war so groß, daß der Kuß erneut von einem Nebelschleier verhüllt wurde). Er wiederholte seine Reden darüber, daß Rosa in die Hauptstadt ziehen müsse. Er wiederholte sogar seine Reden von der Reise ans Meer.

Die folgende Szene zeigt nicht nur das Gegenspiel der Kolleginnen Rosas, sondern auch deren Abhängigkeit. Auch zu den Kolleginnen sagt sie schließlich: „Dann sagt mir, was ich tun soll." Angeschlossen ist eine Begegnung mit einem Anbeter, in welcher deutlich wird, wie sehr Rosa selbst die Macht der Lüge zu ihrem Vorteil nutzt, wenn sie in der überlegenen Position der zweifellos Geliebten ist:

Die beiden Kolleginnen konnten es nicht erwarten, bis sie erfuhren, wie Rosas gestrige Verabredung ausgegangen war, sie hatten an diesem Tag aber am anderen Ende des Badestädtchens Dienst, trafen ihre Freundin erst gegen drei Uhr und überschütteten sie mit Fragen.

Rosa zögerte mit den Antworten und sagte unsicher: „Er hat gesagt, daß er mich liebt und mich heiraten will."

„Siehst du! Ich habe es dir gesagt!" sagte die Magere. „Und läßt er sich scheiden?"

„Er hat es gesagt."

„Er wird müssen", sagte die Mittdreißigerin fröhlich, „Kind ist Kind. Und seine Frau ist kinderlos."

Jetzt mußte Rosa damit herausrücken. „Er hat gesagt, daß er mich nach Prag mitnimmt. Mir dort eine Stelle verschafft. Er hat gesagt, wir würden zusammen nach Italien in den Urlaub fahren. Aber er will nicht gleich mit einem Kind anfangen. Und er hat recht. Die ersten Jahre sind die schönsten, und wenn wir Kinder hätten, hätten wir nichts mehr voneinander."

Die Mittdreißigerin erstarrte: „Was, du willst es dir wegmachen lassen?"

Rosa nickte.

„Du bist wohl verrückt geworden!" schrie die Magere sie an.

„Der hat dir den Kopf verdreht", sagte die Mittdreißigerin. „In dem Moment, in dem du es wegmachen läßt, wird er dich sitzenlassen."

„Warum sollte er mich sitzenlassen?"

„Wetten wir!" sagte die Magere.

„Wenn er mich liebt?"

„Und woher weißt du, daß er dich liebt?" sagte die Mittdreißigerin.

„Er hat es gesagt."

„Und warum hat er die ganzen zwei Monate nichts von sich hören lassen?"

„Er hatte Angst vor der Liebe", sagte Rosa.

„Wie bitte?"

„Wie soll ich es dir erklären. Er fürchtete, daß er sich in mich verliebt hatte."

„Und darum hat er nichts von sich hören lassen?"

„Er wollte sich prüfen, ob er mich vergessen könnte. Das kann man doch verstehen, oder?"

„Aha", fuhr die Mittdreißigerin fort, „und als er erfuhr, daß er dich dickgemacht hat, stellte er urplötzlich fest, daß er dich nicht vergessen kann."

„Er hat gesagt, er sei froh, daß ich schwanger bin. Aber nicht wegen des Kindes, sondern, weil ich mich gemeldet habe. Es sei ihm bewußt geworden, daß er mich liebe."

„Mein Gott, bist du dämlich!" sagte die Magere.

„Ich weiß nicht, weshalb ich dämlich sein sollte."

„Weil das Kind das einzige ist, was du hast", sagte die Mittdreißigerin. „Wenn du dir das Kind nehmen läßt, hast du nichts mehr, und er wird dich sitzenlassen."

„Ich möchte, daß er mich meinetwegen und nicht des Kindes wegen will!"

„Ich bitte dich, für wen hältst du dich? Warum sollte er dich deinetwegen wollen?"

Lange diskutierten sie erregt, und die beiden Frauen wiederholten Rosa immer wieder, das Kind sei ihr einziger Trumpf, den sie sich nicht nehmen lassen dürfe.

„Ich würde mir nie ein Kind wegmachen lassen. Das sage ich dir. Niemals, verstehst du, niemals", sagte die Magere.

Rosa fühlte sich plötzlich wie ein kleines Mädchen, und sie sagte (es war derselbe Satz, der Klima tags zuvor die Lebenslust wiedergegeben hatte): „Dann sagt mir, was ich tun soll!"

„Auf deinem Standpunkt beharren", sagte die Mittdreißigerin, öffnete die Schublade ihres Schränkchens und zog ein Röhrchen mit Tabletten hervor. „Da, nimm das! Du bist fürchterlich aufgeregt. Das wird dich beruhigen."

Rosa steckte sich eine Tablette in den Mund und schluckte sie.

„Und behalte das Röhrchen. Es steht dreimal täglich darauf, aber nimm nur davon, wenn du dich beruhigen mußt. Nicht, daß du in der Aufregung irgendeine Dummheit machst. Vergiß nicht, daß er ein durchtriebener Kerl ist. Der hat schon einiges hinter sich! Aber diesmal wird er sich nicht so leicht aus der Affäre ziehen können!"

Sie wußte wieder nicht mehr, was sie tun sollte. Noch vor einer Weile hatte sie gedacht, sie sei entschlossen, aber die Argumente ihrer Kolleginnen klangen überzeugend und brachten sie wieder ins Wanken. Aufgewühlt stieg sie die Treppe der Badehalle hinab.

Im Vestibül stürzte ein aufgeregter junger Mann mit rotem Kopf auf sie zu.

Sie schnitt ein saures Gesicht: „Ich habe dir gesagt, daß du nie hier auf mich warten darfst. Und nach dem, was gestern vorgefallen ist, verstehe ich überhaupt nicht, wie du es wagst."

„Bitte, sei mir nicht böse!" schrie der junge Mann verzweifelt.

„Psssst", zischte sie. „Mach mir wenigstens *hier* keine Szene", sagte sie und wollte gehen.

„Dann lauf mir nicht weg, wenn du keine Szenen willst!"

Es war nichts zu machen. Ringsum gingen Patienten, und jeden Augenblick kam jemand im weißen Kittel vorbei. Rosa wollte nicht auffallen, also mußte sie stehenbleiben und sich bemühen, ein ungezwungenes Aussehen zu bewahren. „Also, was willst du", flüsterte sie.

„Nichts. Ich wollte dich nur um Verzeihung bitten. Es tut mir wirklich leid, was ich getan habe. Aber bitte, schwöre mir, daß du nichts mit ihm hast."

„Ich habe dir schon gesagt, daß ich nichts mit ihm habe."

„Dann schwöre es."
„Sei kein Kindskopf, auf solchen Schwachsinn schwöre ich nicht."
„Weil du etwas mit ihm gehabt hast."
„Ich habe dir schon gesagt, nein. Und wenn du mir nicht glaubst, haben wir nichts mehr miteinander zu reden. Er ist ganz einfach ein Bekannter. Darf ich denn keine Bekannten haben? Ich schätze ihn. Ich bin froh, mit ihm bekannt zu sein."
„Ich weiß. Ich werfe dir nichts vor", sagte der junge Mann.
„Morgen gibt es hier ein Konzert. Ich hoffe, du wirst mir nicht wieder nachspionieren."
„Wenn du mir dein Ehrenwort gibst, daß du nichts mit ihm hast!"
„Ich habe dir schon gesagt, daß es unter meinem Niveau ist, solche Ehrenworte zu geben. Aber ich gebe dir mein Ehrenwort, daß du mich nie wieder besuchen darfst, wenn du mir noch einmal nachspionierst."
„Rosa, ich liebe dich", sagte der junge Mann unglücklich.
„Ich dich auch", sagte Rosa sachlich, „aber deswegen mache ich dir keine Szenen auf offener Straße."

Ein wenig erinnert diese Szene an das neutestamentliche Gleichnis vom Knecht, dem sein Herr die Schuld erläßt, der aber seinen Mitknecht um einer Schuld willen ins Gefängnis werfen läßt (vgl. Mt 18,21–35). Aber der Unterschied ist klar: Hier wird Aufrichtigkeit verweigert, weil Unaufrichtigkeit in diesem Spiel Trumpf ist. Milan Kundera hat das böse Spiel so inszeniert, daß alle schuldig sind. Aber es ist kein Zweifel, daß die Konsequenzen dieser Schuld sehr ungleich verteilt bleiben. Der böse Kreislauf, der hier entsteht, kann nur durchbrochen werden, wenn eine neue Verantwortung im Sexualverhalten entsteht, wenn Frauen sich weniger von einer Beziehung abhängig machen und nicht mehr, unbewußt, das werdende Leben als Bindemittel einzusetzen versuchen. Die Krankenschwester Rosa stirbt (aus Verwicklungen anderer Art heraus), bevor die Abtreibung vollzogen ist.

Gegen die männliche Verlogenheit hat Simone de Beauvoir mit Recht formuliert: „Jedoch im selben Augenblick, in dem der Mann, um besser vorwärtszukommen, von der Frau den Verzicht auf ihre körperlichen Möglichkeiten verlangt, offenbart er die ganze Verlogenheit des Sittenkodexes der Männer. Diese verbieten ganz allgemein die Abtreibung. Aber im Einzelfalle akzeptieren sie sie als eine bequeme Lösung. Sie bringen es fertig, sich mit einem ungeschminkten Zynismus zu widersprechen. Die Frau aber muß diese Widersprüche an ihrem eigenen wunden Leib durchmachen ..." (S. 477).

Selbstbestimmung der Frau respektieren

Wer die Selbstbestimmung der Frau ablehnt, weil er fürchtet, daß die selbstbestimmte Frau egoistisch für sich selbst und gegen das werdende Leben handeln wird, ist oft zugleich gern bereit, die „weibliche" Frau in der Erfüllung von Hausfrauenrolle und Mutterdasein anzuerkennen. Das Mißtrauen gegenüber einer Selbstbestimmung, die aus einem eingegrenzten Bereich heraustritt und wirkliche Souveränität beansprucht, ist typisch für eine bedrohte Herrschaft. Zugleich wird darin ein Widerspruch sichtbar. Die Frau soll Sinnbild der Hingabe, der Liebe und der Mütterlichkeit sein, zugleich traut „Mann" ihr aber nicht zu, dieses Sinnbild auch zu bleiben, wenn sie es wirklich tut, was sie will. Irgendwo steckt dahinter doch die Vorstellung von einem domestizierten Tier, das durch Überlegenheit gezähmt und durch Lasten erzogen werden muß.

Wir halten es durchaus für eine Illusion, von Frauen mehr an Sittlichkeit zu erwarten als von Männern. Der Mangel an ausgewogener Bestimmung des Mannes und der Frau in ihrer Qualität als sittliche Personen ist es ja gerade, der die Frauen zwischen die extremen Bilder von Huren und Heiligen drängt. Herrschaftsbesessenheit heißt, daß man das, was man nicht anbeten kann, unter die Füße treten möchte. Dagegen hat sich die Solidarität der Frauen immer in Wellenbewegungen gerichtet. Ihr Ziel ist die Gleichberechtigung, im wesentlichen geht es dabei um Autonomie und um Teilhaberechte, wie sie anfangs dieses Jahrhunderts im Frauenstimmrecht erkämpft worden sind.

In unserer Generation haben wir immer wieder gehört, daß die Berufswahl der Töchter viel stärker von den Eltern kontrolliert wurde als die Berufswahl der Söhne. Man traute es den jungen

Männern eher zu, ihre Fehler selbst zu machen und zu korrigieren. Fremdkorrektur und Aufsicht führten oft eher zum Profil sogenannter weiblicher Berufe als die dabei verlangten Tugenden der Hingabe und Fürsorge. Ein extremes Beispiel für die Uninteressiertheit von männerbeherrschten Institutionen gegenüber der Nähe der reklamierten Weiblichkeit zu den Berufstugenden war der Ausschluß von Frauen aus dem Priester- und Pfarrerberuf in den wichtigsten christlichen Konfessionen. Heute halten die katholische und die orthodoxe Kirche daran fest. Wären dort, wie oft beschworen, wirklich Ganzhingabe und Fürsorge die entscheidenden Tugenden, dann wäre es vielleicht nicht zu den Pfarr-Herren gekommen ...

Niemanden kann es wundern, daß das Bestehen auf dem Kriterium der Weiblichkeit oder Fraulichkeit als nützliche Ideologie entlarvt worden ist. Die Entlarvung liegt im Selbstwiderspruch: wo weibliche Qualität mit Dominanz verbunden sein könnte, wird sie vom Zugang ausgeschlossen; wo sie dagegen in Korrektur und Aufsicht durch Männer eingebunden werden kann, wird sie besungen und gelobt. Neben den Kirchen kann man die Universitäten dafür als Beispiel nennen, wo weite Bereiche des sogenannten „Mittelbaus" von den für die Professorenmänner so angenehmen weiblichen Tugenden leben, „Mann" aber mit Bedauern feststellt, daß Frauen nicht in die oberen Ränge paßten, weil sie sonst mit dem Preis ihrer Weiblichkeit zahlen müßten. Im Klartext heißt das, daß die Männer dafür einen Preis zahlen müßten, nämlich den Preis, Selbstbestimmung zu respektieren, ja um den Preis ihrer eigenen Annehmlichkeit zu fördern.

Der Exkurs in die berufliche Selbstbestimmung ist nötig, um den Mangel an Logik in männlichem Mangel an Respekt vor der Selbstbestimmung aufzuzeigen. Es wäre ja logisch, wenn „Mann" der Frau den Kinderberuf zuweist, daß er ihr dort die gleiche Selbstbestimmung zugesteht wie sich selbst im Beruf. Aber er tut es nicht. Das Argument, daß es nicht nur um ihr eigenes Leben, sondern auch das Leben anderer geht, ist in der Strategie der Männer der Willkür unterworfen, je nachdem, ob sie Vaterschaft wollen oder ablehnen.

Der Respekt vor der Selbstbestimmung der Frau ist scharf von der Gleichgültigkeit gegenüber dem werdenden Leben zu unterscheiden. Er steht zwischen dem Mißtrauen, daß Frauen schlechter entscheiden als Männer, und der Illusion, daß Frauen richtiger entscheiden als Männer. Die Anerkennung der Instanz der Entscheidung bedeutet nicht die Anerkennung der faktischen Richtigkeit jeder Entscheidung dieser Instanz.

Der Respekt vor der Selbstbestimmung der Frau muß weder stumm noch optionslos sein. Es ist ein Respekt vor der unausweichlichen Symbiose des neuen Lebens mit dem Frauenleben. Denn das „Selbst", um das es hier so anschaulich geht, ist eins und zwei zugleich. Deshalb scheint es uns, auch wenn derartige Vergleiche bis zu einem gewissen Grade unzutreffend sind, mit dem Gedanken an Schwangerschaftsabbruch ähnlich wie mit dem Gedanken an Selbsttötung. Wer um das neue Leben ringt, das aus diesem inneren Dialog des „Selbst" entsteht, der wird darum ringen, daß solche Gedanken nicht bedrängend werden können. Dafür kann „Mann" einen Teil der Verantwortung übernehmen.

Verantwortung für Empfängnisregelung übernehmen

In Japan ist Empfängnisregelung Männersache, das Kondom ist verbreitet, die Pille verboten. (Die Situation ist gerade im Fluß.) Es mag sein, daß darin auch männliche Nachwuchskontrolle versteckt ist. Aber es ist ebenso ein Bewußtsein für weibliche Integrität. Die Mitübernahme der den Frauen bei uns meist zugeschobenen Verantwortung bedeutet zugleich eine Überwindung der Sprachlosigkeit in der Sexualität. „Darüber kann man doch nicht sprechen, das muß man doch tun." Diese Devise der Heldin „Piroschka" im gleichnamigen Buch und Film wird allzu gerne positiv aufgenommen. Die Sprachlosigkeit liegt teils an Prüderie, teils am Mangel an der Liebe angemessenen Worten, teils an der Anstrengung des Denkens, teils an der Feigheit angesichts möglicher Blamage. Die Verschiebung der sexuellen Bezeichnungen in Sprachuntergrund entspricht dem Schweigen vor dem Heiligen ebenso wie der Verachtung des Makels. Das Fromme ist stumm, der Fluch ist beredt. Hier fehlt es an der Selbstannahme des Mannes, der sich gerade in seiner Sexualität als ein endliches begrenztes und sozial angewiesenes Wesen erfährt, also, wie es in der philosophischen Fachbezeichnung heißt, als „kontingent". Wo er die Herrschaft über sich selbst nicht hatte, dort hatte er die Herrschaft der Sünde begründet, wie es Augustinus tat, als er die Konkupiszenz, das vor allem sexuelle Begehren als Sitz der ererbten Neigung zur Sünde entdeckte. Als wäre nicht die Neigung zur Herrschaft der wahre Sitz der Sünde und ihrer Strukturen, in der Geschichte vor allem eine „männliche" Neigung. Sich beherrschen um herrschen zu können, diese Maxime hat eine große Tradition, auch eine Tradition der Opfer. Die abendländische Straße der Selbstbeherrschung ist auf den Leichen dieser Opfer errichtet. Der Zusammenhang von Kreuzesaskese und Kreuzzügen ist nur ein Beispiel dafür. Mancher wird sagen: Wer richtet sich noch nach diesen Mönchen? Aber auch viele junge Menschen tragen das Erbe in sich, das um so kräftiger wirken kann, je mehr es sich versteckt: z. B. hinter Leistungszwang und Karriere, aber auch beruflichem Selbstopfer.

Die sexuelle Sprachaskese ersparte dem Mann die Auslieferung an seine eigene Realität als Triebwesen. Ein Zeugnis dafür sind die berühmten Briefe, die der Mönch Abälard (12. Jahrhundert) und die Nonne Heloise, seine frühere Ehefrau, einander geschrieben haben. Abälard, der Gelehrte, hatte sich in seine Schülerin Heloise verliebt und war dafür von deren Verwandten entmannt worden. Die Nonne Heloise steht zu ihrem Selbst als Frau und zu ihren sexuellen Erlebnissen als Geliebte. Der Mönch Abälard aber verdrängt und verschweigt sie, opfert sie auf mit der Annahme seiner Entmannung als Strafe, er „besündigt" sie im nachhinein. Der Verdrängung der Gefühle der Frau entspricht die Verdrängung der Sexualität beim Mann und durch den Mann bei der Frau. Heute geht es weniger um die Verdrängung der Tat, aber um die Verdrängung des Wortes.

Verantwortung für Empfängnisregelung übernehmen heißt also Überwindung der Sprachlosigkeit in der Sexualität gegen die

Erblasten der Vergangenheit. Ferner heißt es, auch die Offenheit mitzutragen, die den Frauen zugemutet wird, die zu Ärzten und Apothekern gehen. Schließlich heißt es auch Selbstbeherrschung, aber eine Selbstbeherrschung, die anderer Art ist als die Einübung der Dominanz und das Anziehen der Rüstung der Unberührbaren. Hier ist Selbstbeherrschung wirklich mit Hingabe verbunden, und sie entsteht aus der Vertrautheit und Offenheit der Hingabe. Sie ist eine Du-Aussage und nicht eine Ich-Aussage. Sie ist kein Verdienst, sondern eine Selbstverständlichkeit.

Kein Mann sollte sexuelle Beziehungen haben, ohne die Sorge um die Empfängnis mitgetragen zu haben. Eine der positiven Nebenwirkungen – es gibt auch negative! – der Anti-Aids-Kampagne mag darin bestehen, daß die Männer mehr mit der Selbstverständlichkeit der Verantwortung konfrontiert, als diesen lieb sein mag.

Die Schwangerschaft des Mannes

Wer anerkennt die Folgen des eigenen Tuns? Nur der schwangere Mann. Von der Schwangerschaft des Mannes zu reden, mag befremdlich anmuten und soll es auch. Aber es ist gar nicht so schwer, die Sache plausibel zu machen. Schon Jahrtausende lang wird die Verbundenheit von Mann und Frau in Bildern des einen Leibes zum Ausdruck gebracht. In der jüdisch-christlichen Tradition gilt dies vom Schöpfungsbericht über die Erschaffung von Mann und Frau bis zur Lehre des Epheserbriefes über die Ehe. Letzterer bemüht freilich das damals übliche Bild von Haupt und Gliedern. Das Zwei-Eine einer guten geschlechtlichen Lebensgemeinschaft und das Zwei-Eine der Schwangerschaftsbeziehung lassen durchaus Entsprechungen zu. Wer vom einen etwas erfaßt, erspürt auch etwas vom anderen. Auf der Grundlage einer solchen Beziehung ist der Mann auch Teil der Schwangerschaft der Frau, mag sein, daß ihm sogar manche Veränderungen früher bewußt werden als ihr selbst. Dies alles ist sicherlich um so mehr der Fall, als ein Kind geplant und gewollt ist. Aber genau dort, beim Wollen, Annehmen und Planen im Ganzen der Beziehung fängt die Verantwortung an. Wir müssen, wenn wir Schwangerschaftsabbrüche schon als Gedanken und als Möglichkeit bekämpfen wollen, die Verantwortung für die Folgen weit voraus verlegen. Dazu gehört, daß ein Mann, der die Schwangerschaft der Frau nicht als Teil seiner Selbst erleben kann oder will, auch die Verantwortung für eine Schwangerschaft nicht mit übernehmen kann und darf. Diese Aussage wollen wir freilich dadurch einschränken, daß wir die Instanz der Selbstbestimmung der Frau damit nicht überspringen.

Um so deutlicher wird die Notwendigkeit des Gesprächs. Dieses wiederum verlangt, sich gegenseitig anzunehmen. Dafür ist die Voraussetzung, daß die sexuelle Beziehung mehr ist als der bloße Austausch der Launen mit den Gelegenheiten. Die Kälte der Beziehungslosigkeit mit der illusionären Wärme des Augenblickes fleischlicher Berührung überspringen zu wollen, ist nur eine Geburtsstätte von Traurigkeit, der Traurigkeit des Tieres, von dem es bei Thomas von Aquin heißt: „post coitum omne animal triste". Der amerikanische Autor John Updike liefert in seinen Romanen und Erzählungen heute Beispiele dafür, daß der Mensch mit Gebrauchsex nicht erhoben werden kann. Desillusion und Gefühl der Endlichkeit steht am Ende einer während des Weihnachtseinkaufes stattfindenden geschlechtlichen Transaktion. „Gutes Mädchen. Faire Partnerin. Er hatte ihr kein Baby, sie ihm keine Geschlechtskrankheit verpaßt. Was sie ihm kaum wahrnehmbar gegeben hatte, war Tod. Sie hatte Sex endlich gemacht" (Der verwaiste Swimmingpool, Reinbek 1989, S. 194).

Für sexuelle Beziehungen zwischen Liebenden gilt dies nicht, und es gilt um so mehr nicht, als das Zwei-Eine des Leibes Sinnbild der Beziehung und Sinnbild des Menschwerdungsprozesses ist, der in dieser Beziehung, nicht in jedem ihrer Akte, aber doch im Ganzen, entstehen kann.

Verfügbare Liebe und verfügbare Schwangerschaft stammen aus der gleichen trostlosen Vorstellung des Glückes, das im Haben liegt. Statt Frauen mit dieser Herrschaftsvorstellung anzustecken und sie anschließend zu verurteilen, sollten Männer das Bewußtsein entwickeln, wie sehr in geschlechtlicher Liebe das Bewußtsein gemeinsamer Schwangerschaft als Möglichkeit enthalten sein kann. Nicht ohne Grund ist die Rede von der „Potenz" zweideutig: miteinander schlafen zu können und zeugen zu können. Hier ist denn doch ein anthropologischer Zusammenhang der Liebe, den die Frau leiblich spürt („von dir möchte ich ein Kind haben") und der dem liebenden Mann ebensowenig fremd ist wie sein eigener Leib.

Die Herausforderung des Schwangerschaftsabbruches und die Alternativen beginnen nicht erst mit dem fait accompli. Sie stekken schon zutiefst im Scheitern und Gelingen der Liebe. Der Zusammenhang von geschlechtlicher Liebe und Schwangerschaft ist in der Erotik der schwangeren Frauen ebenso enthalten – das alte Ägypten kennt sie zum Beispiel – wie im Kern der katholischen Lehre von der Annahme der Geliebten als werdende Mutter. Dieser Zusammenhang mag sich nicht wie im Falle der römischen Verdikte gegen künstliche Empfängnisregelung vergesetzlichen lassen, aber er wird erfahren und er ist erfahrbar. Auch in den Zeugnissen der Begierde lesbischer Liebe nach Fruchtbarkeit, die über künstliche Befruchtung erfüllt wird, zeigt sich der Zusammenhang.

Liebe ist unter anderem auch so etwas wie ein gefährlicher Einstieg in fremdes Bewußtsein. Männer, die nicht bereit sind, sich auf das Abenteuer von Mitsein und Mittragen voll einzulassen, erzeugen die Situation des Schwangerschaftsabbruches mit ihrer eigenen Liebesunfähigkeit. Das Fallenlassen der Frau in der Schwangerschaft ist abgrundtief und abgrundhäßlich, und es ist in aller Literatur ein Symbol für die Schändlichkeit der oberen Stände, der Herren. Karin Struck hat den Zusammenhang von männlicher Verweigerung der Annahme und weiblicher Unmöglichkeit der Annahme des Kindes eindrucksvoll geschildert. Wer in diesen Zusammenhang nicht hineinspüren kann, versteht nichts von der Sache, über die er redet, und versündigt sich daher gegen die Sache, die er zu vertreten meint.

Die uns schon bekannte Geschichte, die Heinrich von Kleist von der „Marquise von O ..." erzählt, einer Frau, die gleichsam ohne eigenes Wissen im Zustand der Bewußtlosigkeit schwanger wird, ist ja, neben einer Frauengeschichte auch eine Männergeschichte, eine Geschichte, so könnte man sagen, des schwangeren Mannes. Denn in der Zeiteinheit mit dem Heranwachsen des werdenden Lebens im Mutterleibe bemüht sich der Mann, der die Frau benutzt hat, geradezu verzweifelt darum, die Folgen des eigenen Tuns zu verantworten, d. h. die Frau zu heiraten, und doch den Makel seiner sexuellen Triebtäterschaft zu vermeiden. Erst der Zwang, der durch die Aufrichtigkeit und Konsequenz der Frau entsteht, läßt ihm keine andere Möglichkeit, als sich ebenso zu seiner Schändlichkeit wie zu seiner Liebe zu bekennen. Schwangerschaft als Lernprozeß – vielen Männern wäre es zu wünschen.

Im Schwangerschaftskonflikt – die Verantwortung des Mannes

Wir reden hier zu Männern, die eine Antwort geben wollen, die mit der Frage nach dem Guten und Richtigen zu tun hat, nicht mit der Frage nach Interessen. Für letztere mag Milan Kunderas Geschichte im Anhang dieses Kapitels stehen. Sie ist für Männer (und Frauen) entlarvend.

Uns scheinen folgende Regeln hilfreich:

- keine Schuldzuweisungen für die Schwangerschaft, sie sind kein Ausweg;
- Aufrichtigkeit über die eigenen Gefühle und über die eigene Vor-Einstellung;
- Achtung der Selbstbestimmung im Sinne der Zwei-Einheit von werdender Mutter und werdendem Kind;
- keine Abhängigkeit der Frau durch Überredung, Versprechen von Zuwendung oder Drohung mit Entzug von Liebe suchen;
- Anerkennung der Würde des werdenden Lebens vor aller Frage, von wem und wie es geliebt werden kann;
- gründliche Selbstinformation über die Folgen und Möglichkeiten;
- Begleitung der Schwangeren zur Beratung;
- Stehen zur Person der Frau, auch wenn sie gegen die Vor-Einstellung des Mannes das Kind austrägt;

- Stehen zur Person der Frau, auch wenn sie entgegen den eigenen Wünschen abtreibt. Annahme einer Person und Respekt vor ihrer Würde ist nicht mit Einverständnis in ihre Handlungen gleichzusetzen;
- die zumutbaren Folgen übernehmen. Es gibt junge Männer, die bereit sind, u. U. auch ein Kind allein aufzuziehen. Vielleicht finden sie – Ironie des Schicksals – dabei eher Hilfe von Frauen, als Frauen diese Hilfe von Männern finden.

5. Im Zweifel für das Leben

„Ich weiß nicht, wann der Mensch im Schoß der Frau zu leben beginnt; ob es ein Leben im Verborgenen gibt, das noch nicht durch die Bewegungen eines Lebendigen bemerkbar ist." (Augustinus, Enchiridion 86)

Der alte Spruch lautet: im Zweifel für den Angeklagten. Man kann ihn ausweiten: im Zweifel für die Benachteiligten. Man kann ihn mit dem Maximinprinzip des amerikanischen Sozialphilosophen John Rawls verbinden, das freilich in einen anderen Zusammenhang gehört: entscheide nach dem größten Wohl des am meisten Benachteiligten. Auf die Frage des Lebensschutzes angewandt lautet die Maxime: wenn wir nicht wissen, wann und inwiefern die Zugehörigkeit zum menschlichen Leben und zu seiner unantastbaren Würde besteht, müssen wir es in Kauf nehmen, u.U. mehr zu schützen, als wir zu schützen bräuchten, wenn wir alles wüßten. In fundamentalen Fragen richtet man sich nach dem Prinzip, daß ein Risiko auch dann vermieden werden muß, wenn nicht sicher ist, daß es eintritt. Dies gilt um so mehr, wenn es sich um fundamentale Güter handelt, ohne die andere Güter nicht bestehen können. Güter sind Sinngehalte, die wir anerkennen und deshalb bewahren bzw. erreichen wollen. Fundamentale Güter sind nicht unbedingt die höchsten Güter. „Das Leben ist der Güter höchstes nicht, der Übel größtes ist die Schuld", hat Schiller einmal formuliert. Aber höhere Güter setzen die fundamentalen Güter voraus. Ohne Existenz gibt es keine Qualität des Lebens. Wenn es mein Recht ist, meine Existenz aufs Spiel zu setzen, um eine andere Existenz zu retten oder weil mir eine besondere Qualität des Lebens, das Gut der leiblich-seelischen Unversehrtheit, wichtiger sind als meine Existenz, dann folgt daraus nicht, daß ich die Existenz eines anderen Lebens aufs Spiel setzen kann. Für andere, die noch keine Stimme haben, ein

Risiko zu planen, ist gegen die Verantwortung. Wir können z. B. ohne Zustimmung der kommenden Generation dieser keine schwerwiegenden Lasten überlassen, es sei denn, wir könnten sonst selbst nicht überleben.

Der Zweifel am Lebensbeginn darf nicht zur Verminderung der Ehrfurcht vor dem Leben führen

Der menschliche Lebensbeginn steht in Zweifel, vielleicht mehr noch als der Zeitpunkt des menschlichen Todes. Für den Tod haben wir eine medizinisch-pragmatische Konvention, d. h. eine Regel zur praktischen Handhabung, gefunden: wenn Atmung, Herz und Gehirnströme nicht mehr für uns meßbar existieren, dann ist der Mensch tot. Wir müssen dies wissen, da viele Menschen die Überlebensmaschinerie der modernen Medizin brauchen. Wir könnten freilich auch an andere Merkmale denken: Einsetzen der Leichenstarre, Zersetzung der Zellen. Diese Merkmale zeigen, wann der Mensch beginnt, ein Leichnam zu werden. Ganz genau wissen wir es nicht, denn physiologische Fakten sagen nichts aus, wenn wir sie nicht interpretieren. Wir werden zur Interpretation gezwungen, weil wir handeln müssen. Totenscheine müssen ausgestellt werden, Organe sollen zur Transplantation freigegeben werden, Herz-Lungen-Maschinen sollen für andere Patienten zur Verfügung stehen. Dazu kommt die Erfahrung, daß lebende Zellen nach einem bestimmten Zustand nicht mehr zu lebendigen Menschen organisierbar sind, und das Wissen, daß wir die möglichen Ursachen von sogenannten Scheintoden besser kennen und durchschauen. Oft wird vorgeschlagen, am Beginn des Lebens ähnlich zu verfahren. Nach der Befruchtung bestehen Zellgewebe mit der Potenz zur Weiterentwicklung. Freilich sind auch Teile von ihnen noch totipotent, d. h., sie haben die Fähigkeit zur Entwicklung eines Ganzen. Auf der anderen Seite stirbt das alles ab, wenn es nicht im Körper zur Einnistung kommt oder von außerhalb zur bewußten Einpflanzung. Es ist eine lebendige Information für einen (oder mehr) Menschen: der Code ist da, die Proteine sind da, die Schaltung für die Entwicklung ist da. Aber es besteht weder eine Automatik der Entwicklung noch eine abgrenzbare Individualität. Was zwingt uns dazu, hier von schutzwürdigem menschlichen Leben zu sprechen statt von Frühformen menschlicher Zellorganisation oder ähnlichem? Wäre es nicht besser, aus analog pragmatischen Gründen wie beim Eintritt des Todes, mindestens erst bei der individuellen Entwicklung im Uterus des Mutterleibes von schutzwürdigem menschlichem Leben zu sprechen?

In der Tat rechnet man in Medizin und Recht den Eintritt der Schwangerschaft mit dem Zeitpunkt der Einnistung in die Gebärmutter. Existiert menschliches Leben, bevor die werdende Mutter, das neue „Selbst" der Schwangerschaft da ist? Wenn wir dies verneinen könnten, wäre vieles leichter möglich; wir sprachen schon von den Zielen der Embryonenexperimente, freilich auch davon, daß die mögliche Schutzberechtigung des frühen Embryos nicht der einzige Grund ist, davon Abstand zu nehmen.

Die Unantastbarkeit des Lebens, das fundamentale Rechtsgut der Lebenserhaltung vor aller Lebensqualität haben eine Aura, an die wir ungern rühren. Wir wollen hier auf jeden Fall nicht im Ungewissen handeln, aber wir müßten im Ungewissen handeln, wenn wir aus den guten Gründen, die für ein Noch-Nicht des individuellen Lebens sprechen, darauf schließen würden, daß wir damit umgehen dürften wie mit Organen des Menschen.

Die Ungewißheit ist sicher ein Grund, nicht von einer Abtreibung auszugehen, wenn per definitionem noch keine Schwangerschaft besteht. Schwieriger wird die Frage bei „künstlich erzeugten" frühen Embryonen, die aus Gründen mangelnder hochrangiger Ziele und aus Gründen des Gefälles der Abstumpfung und Instrumentalisierung Schutz verdienen. Ferner wird es schwieriger bei Mitteln für eine Empfängnisregelung, die unter Umständen auch befruchtete Eizellen vernichten könnten – wenn diese, was der Mensch nicht weiß, nach dem sexuellen Verkehr entstanden sind. Dies bezieht sich auf die Pille unter der Bezeichnung ru 486, die in Frankreich entwickelt wurde und deren Zulassung derzeit in einigen Ländern überlegt wird. Auch hier stellen sich freilich noch ganz andere Fragen als die des Lebensschutzes: der Eintritt in eine neue Dimension der Verhütung. Befruchtungsverhütung und Befruchtungszerstörung bleiben zweierlei, wie man auch über den Beginn individuellen Lebens denken mag. Die Frage ist ja auch hier nicht: soll man die Menschen bestrafen, sondern: was soll man ihnen raten, wenn sie verhüten wollen? Und: was soll man an Pharmaka zulassen?

Hier bestehen derzeit viele Zweifel. Die Maxime, im Zweifel für den Lebensschutz zu optieren, wirkt sich jedoch so aus, daß der Zweifel nicht als Argument für die Mißachtung des bezweifelten Lebens eingesetzt werden darf. Es ist nicht einzusehen, daß eine Notlage dazu besteht, das Faktum der Würde des frühen menschlichen Lebens zu bestreiten, um es leichter töten zu können.

Aber greifen wir einen anderen Vorschlag aus dem Streit um den Lebensbeginn heraus. Es geht um die Vernetzung der neuronalen Teile, also, um es etwas laienhaft auszudrücken, um die Verbindung des Gehirns zur Funktionsfähigkeit. „Die ... Funktionsfähigkeit des Gehirns ist biologisches Korrelat zum personalen Leben des menschlichen Individuums", sagt H. M. Sass (Die Zeit, Nr. 49, 30. 11. 90, S. 95). Er fährt fort: „Erst die zentrale neuronale Steuerung, Schmerzempfindung und Kommunikation, Bewußtsein und Selbstbewußtsein machen den Menschen aus. Wir sollten daher, in Analogie zum Hirntod ... vom ‚Hirnleben' sprechen."

Wir halten solche Überlegungen nicht für zwingend. Zunächst ist der zugrunde gelegte Personbegriff – Selbstbewußtsein – fragwürdig. Personen sind nicht nur selbstorganisierende, sondern auch sozial abhängige menschliche Wesen: ihre Beziehung gehört ebenso zur Definition wie ihr Selbstand. Diese Präzisierung hat gerade das Christentum am Personbegriff entwickelt, wenn sie auch zur Begründung des Christentums nicht bedarf. Auch ein kranker Mensch ohne „Funktionsfähigkeit" des Gehirns ist eine Person.

Zum zweiten ist der Analogieschluß nicht überzeugend. Der Hirntod ist eine pragmatische Definition, von der wir aus Erfahrung annehmen, daß keine Rückkehr in menschliches Leben möglich ist. Für eine Hirnleben-Definition haben wir diese Erfahrung nicht. Erfahrungen nach vorne auf dem Weg zum Leichnam sind möglich, Erfahrungen rückwärts nicht. Im Falle des Lebens ist uns der Zeitpunkt „ante quem“ verschlossen, im Fall des Hirntodes nicht der Zeitpunkt „post quem“. Denn *nach* dem Hirntod („post quem“) entsteht der Leichnam, aber *vor* dem „Hirnleben“ („ante quem“) geht es durchaus lebendig zu. Diese Überlegungen würde – etwa in der Analogie der Organtransplantation – nicht greifen, wenn wir nicht schließlich noch auf den entscheidenden Punkt kämen: im einen Fall geht es um die Berechtigung, das Leben nicht zu verlängern, wenn es von sich aus nicht mehr zum Leben drängt, im anderen Fall geht es um die Berechtigung, „verbrauchend“ (ein denunzierendes Wort) mit Leben umzugehen, das ins Leben drängt.

Es gibt auf diesem Felde keine einfache und schlüssige Definition, es sei denn für einfache und entschlossene Gemüter. Aber unser Gewissen ist eben ein Zusammenwissen und nicht eine Reduktion des Wissens in der Absicht, die Dinge handhabbarer zu machen. Wenn der Streit um den Lebensbeginn, der nicht aufzuheben ist, aus praktischen Gründen ausgesetzt wird, wird er letztlich zu instrumentellen Zwecken gebraucht. Das heißt nicht, daß wir uns in jeder Hinsicht gegen Instrumentalisierung wenden müßten. Wir halten uns vielmehr an Kants Prinzip, nicht nur zu gebrauchen, sondern immer auch an die Selbstzwecklichkeit der menschlichen Person zu denken.

Die Diskriminierung des menschlichen Lebensschutzes als „Speziesimus“

Zugehörigkeit zur menschlichen Gattung, sagt der australische Utilitarist Peter Singer in diversen Stellungnahmen, in denen es freilich mehr um die Rechte der Tiere geht, bedeutet noch nicht, Person zu sein. Sein Personbegriff ist noch enger als der von H. M. Sass u. a. Er schließt neben dem Selbstbewußtsein noch die Selbstbestimmung ein, so daß menschliche Säuglinge noch keine Personen, wenn auch Gattungswesen sind.

Gegen diese Position ist nicht nur mit dem schon erwähnten Personbegriff zu argumentieren. Es geht auch nicht nur um die Würde behinderten Lebens, die zu Recht gegen Singer verteidigt wird. Singer setzt Gattungsschwellen – etwa zwischen Mensch und Tier – mit „Rassismus" und „Sexismus" gleich, also mit Rassenschranken und mit Geschlechtsdiskriminierung. Diese Gleichsetzung ist ein offenkundiger Trugschluß. Rassismus setzt andere Rassen herab, Sexismus das andere Geschlecht. Die Zugehörigkeit zur menschlichen Gattung, die den Zugang zur Personwürde und zur Schutzwürdigkeit eines fundamentalen Rechtsgutes beinhaltet, ist jedoch im Gegensatz dazu nicht abwertend gegenüber anderen Gattungen. Es bleibt offen, wieweit sie Schutz verdienen oder eigene Rechte haben, und es bleibt verträglich, die Gattung Mensch und andere Gattungen zu schützen, u. U. nicht nur verträglich, sondern auch stimmig. Dies alles gilt für Rassismus und Sexismus nicht: sie dienen der Unterdrückung. Der Lebensschutz der menschlichen Gattung muß nicht der Unterdrückung anderer Lebewesen dienen, er kann sie sogar notwendigerweise einschließen. Der von Singer und anderen aufgebaute Anti-Speziesimus hingegen hat Einschränkungen für menschliches Leben zur Folge, für Foeten, Säuglinge, Behinderte, Debile u. a. Diese Folgen sind nicht zu akzeptieren. Wir werden Tiere nicht besser behandeln, wenn wir menschliches Leben zur Disposition stellen.

Die Option gegen das Töten bewahren

Die Medizin soll und will kein Vollstrecker tödlicher Sozialhilfe sein und ihre ärztliche Option bewahren, dem Leben nicht zu schaden, sondern es zu heilen. Sie darf deshalb keine „höherrangigen" Ziele gegen das fundamentale Gut der Lebenserhaltung setzen. Sie ist eine „ars vivificandi" und keine „ars moriendi", eine Kunst der Verlebendigung und keine Kunst des Sterbens. Zwar kann die Kunst der Lebensverlängerung zur Kunst des Tötens auf

Raten werden oder zur qualvollen Verlängerung des Leidens, und wir alle kennen den Zauberspruch nicht, der die schrecklichen Abwägungen erledigt, die hier immer wieder zu machen sind: zwischen Freiheitserhaltung, Lebensverlängerung und Leidensverringerung. Aber die Probleme des passiven Sterbenlassens und der aktiven Beihilfe zur Tötung sind für sich zu sehen und nicht in den Bereich des frühen Lebens zu übertragen, es sei denn, es handele sich um erkennbar moribunde Formen frühen menschlichen Lebens. Krankheit und Tod sind jedem Alter unmittelbar. Wo sie eintreten, gibt es Extremfälle. Aber man kann ethische Regeln nicht als Inbegriffe aller denkbaren Fälle betrachten. Sie setzen vielmehr ethische Optionen oder Maximen in der durchschnittlichen Bandbreite der Handlungsbedingungen und Handlungskonstellationen um.

Die Extremfälle der Euthanasie, an welche keine Norm heranreicht, sind deshalb kein Muster für den Schwangerschaftsabbruch. Die meisten Fälle beruhen auf Beziehungsproblemen und sozialen Notlagen. Mitleiden ist am Platz, aber das Mitleiden darf niemals selektiv werden, indem es die Qualitätswünsche des geborenen Lebens gegen das fundamentale Gut des Überlebens ausspielt.

6. Lieber Empfängnisregelung als Abtreibung

Das Problem der Abtreibung können wir nicht nur aus der engen Perspektive unserer nachindustriellen Drittelwelt betrachten.

In Deutschland sind die Mittel und Methoden der Empfängnisregelung gut zugänglich. Das gleiche gilt für viele westeuropäische und atlantische Länder. Aber wie ist es in Alt-Osteuropa? Von Polen hört man, daß kommerzielle Engpässe mit katholischen Vorbehalten zusammenwirken. Wird dadurch die Abtreibung zum Notanker, zur unvermeidlichen Sünde der Ärmeren? Auch staatliche Programme in der Zweidrittelwelt, welche die Abtreibung in die restriktive Bevölkerungspolitik mit aufnehmen, machen aus den betroffenen Frauen Täterinnen und Opfer zugleich. Gewalt und Leid liegen eng beieinander. Die Prioritäten sind falsch gesetzt. Auch auf bioethischen Kongressen internationaler Zusammensetzung kann man hören, daß die Bevölkerungspolitik zuerst kommt, dann erst die Überwindung der Armut.

Die Überwindung der Armut

Dennoch ist die Überwindung der Armut das erste. Wo Armut herrscht, ist die Familienplanung nicht frei, sei es, daß Kinder die einzige Hoffnung für das Alter darstellen, sei es, daß die Gewalt gegen das Leben sie als letztes Glied der Kette nicht schont. Es ist uns nicht gelungen, die Prosperität des Wirtschaftens und die Verteilung der Güter zusammenzubringen. Die Schwellen zwischen den Ländern und zwischen den Lebenssituationen der Menschen werden immer größer. Nicht nur die christlichen Theologen und Theologinnen der sogenannten Entwicklungsländer sind sich darin einig, daß Empfängnisregelung kein Alibi sein darf, das die

Option für die Armen behindert. Daß sich in unserer reichen Republik vergleichsweise geringe Mängel für werdendes Leben tödlich auswirken, gehört zu der Scham und der Schuld, in der wir alle mitbefangen sind. Denn es ist kaum zu erkennen, worin wir anders oder gar besser sind als die Generationen, die keine Augen zu sehen und keine Ohren zu hören hatten, als die nationalsozialistischen Massenvernichtungen stattfanden. Die Verschiebung von sozialen Problemen in die Engpässe von Gewalt und Leid in der Schwangerschaft in unserem Land wiederholt sich weltweit im Hungertod der Kinder, denen die Medizin helfen kann, das Tor zum Leben zu finden, aber die Wirtschaft nicht hilft, am Leben zu bleiben.

Lieber Empfängnisregelung als Abtreibung: das ist eine These, welche der Überwindung der Armut jederzeit unterstellt werden muß. Sie kann auch heißen: lieber Empfängnisregelung als Hungertod, aber nur dann, wenn nachweislich und strukturell eine weltweite Solidarität gegen den Hunger und eine weltweite Ordnung der Verteilung greift. „Die Maxime der Entwicklungspolitik kann daher nicht heißen: weniger Armut durch Reduzierung des Bevölkerungszuwachses, sondern Reduzierung des Bevölkerungszuwachses durch Beseitigung der Massenarmut." (Böckle u. a. 23)

Das ökologische Problem

Die Belastbarkeit der Erde durch die Menschen, die ihre Ressourcen ausnützen, ist anerkannterweise nicht grenzenlos. Es genügt daher nicht, auf die Priorität des Kampfes gegen die Massenarmut hinzuweisen. Neben das Bewußtsein einer sozial ermöglichten Freiheit zur Empfängnisregelung muß das Bewußtsein einer ökologischen Verantwortung treten. Anti-Armutsstrategien, wie wir immer mehr erfahren, müssen letztlich auf der Steigerung der Selbsthilfemöglichkeiten beruhen, denn ohne fortschreitende Ablösung scheitert jede Hilfe. Ebenso muß auch eine Selbsthilfe aus ökologischer Verantwortung herausgebildet werden:

„Gerade im Bereich von Empfängnisregelung und verantwortungsbewußt geplanter Elternschaft kann es sich unter den Gesichtspunkten der Freiheit und der Menschenrechte definitionsgemäß nur um Selbsthilfe handeln. Man darf jedoch nicht übersehen, daß Selbsthilfe nur unter bestimmten Mindestbedingungen dauerhaft gedeihen kann." (Böckle S. 23) Die Mindestbedingungen sind wirtschaftlicher, gesellschaftlicher und ökologischer Natur. Die ökologische Mitverantwortung der Industrieländer kann nicht geleugnet werden. Deshalb darf die Ökologie nicht einfach als Gewalt gegenüber den schwächsten menschlichen Gliedern zur Wirksamkeit kommen. Auch hier wächst die Verantwortung für die Familienplanung mit dem ökologischen Respekt, der in der Selbstbegrenzung der Industrieländer bezeugt werden müßte. Warum sollen Arme keine Kinder kriegen, wenn wir die Umwelt zerstören? Je weniger wir dies tun, je mehr wir für ökologische Verantwortung einstehen, um so eher wird eine ökologische Mitverantwortung in der Familienplanung möglich. Das heißt praktisch: je mehr Einschränkung der reichen Gruppen, desto weniger Ausbeutung der Umwelt in der Zweidrittelwelt, desto mehr Überlebenschancen für mehr Menschen. Und umgekehrt: je weniger Kinder, desto weniger Bedarf an Ausbeutung der Umwelt. Je weniger wir Lebenswelten vernichten, um so mehr können wir hoffen, daß Menschen von sich aus zur Verantwortung ihrer Kinderzahl fähig werden.

Kein „unfruchtbarer Methodenstreit“

Bei der „Konferenz der Weltgesundheitsorganisation über die Ethik und die menschlichen Werte der Familienplanung" (19.–24. Juni 1988 in Bangkok) wurde selbst vom Vatikan der Methodenstreit um die Empfängnisregelung in eine Güterabwägung zurückgenommen. Zurückhaltung zeigte der Vatikan auch im Jahr 1990, in welchem eine angekündigte Moralenzyklika nicht erschienen ist, von der eine Verschärfung des Methodenstreites erwartet wurde.

Hier sind nämlich zwei Dinge auseinanderzuhalten: einmal die

Frage danach, wer über die Wahl der Methode bestimmt, zum anderen die Frage, welche Methode objektiv richtig ist. Der Streit um die objektive Richtigkeit der Methoden darf niemals die letzte Instanz beiseite schieben, der im Namen der Freiheit, des Gewissens und der Religion – auch in der katholischen Kirche – die Entscheidung als Elternrecht zusteht. Das ist das Recht der Gatten selbst. Die internationale Menschenrechtskonferenz in Teheran 1968 hat das Recht proklamiert, „frei, verantwortlich und informiert über die Zahl der Kinder und den zeitlichen Abstand der Geburten zu entscheiden" (Böckle, S. 14). Auch der Vatikan hat mit ganz ähnlichen Worten in seiner „Charta der Familienrechte" (1983) dieses Entscheidungsrecht bestätigt.

Dies sind Gesichtspunkte, welche die stets fragwürdige Objektivität des Methodenstreites relativieren. Denn es sind keine praktizierbaren Kriterien denkbar, welche die Subjektivität der Eheleute einfach ausschließen oder übergehen. In dem Vorschlag, den der Vatikan in Bangkok unterbreitet hat, heißt es:

„Es gibt keine Methode der Familienplanung, die ohne Wert wäre. Die Forscher, das medizinische Personal, die Mitarbeiter von Regierungen und Sozialversicherung sollten aber ernsthaft über die möglichen Folgen ihrer Tätigkeit, die Verpflichtungen, die sie eingehen, und die Ziele, die sie bei der Familienplanung anstreben, nachdenken." Die Vorteile der sogenannten „natürlichen" Familienplanung sieht das Dokument darin, daß sie billig ist, „jedermann verfügbar und ohne schädliche Nebenwirkungen. In jüngster Zeit wurden auch von kirchlichen Organisationen größte Anstrengungen unternommen, um die Brauchbarkeit und Sicherheit bei der Bevölkerung in den Entwicklungsländern in der Praxis zu testen. In Neuseeland, in Indien, auf den Philippinen und in El Salvador laufen gegenwärtig von der Weltgesundheitsorganisation unterstützte Pilotprojekte. Mit großem Einsatz bemühen sich auch die Mitarbeiterinnen von Mutter Teresa in den Slums indischer Großstädte um diese Methoden. Die bisher vorliegenden Berichte sind über jedes Erwarten positiv, sowohl hinsichtlich der Bereitschaft der Paare als auch im Blick auf die Erfolgsquote. Es liegt in der Natur der Sache, daß diese Methoden jede Manipulation (gemeint ist: jeden äußeren Zwang) ausschließen und völlig freies und persönliches Mittun der Partner erfordern ... Entscheidend muß sein, daß die Freiheit gewahrt bleibt, daß abortive Methoden ausgeschlossen werden und daß die angewandte Methode auf das psychische wie leibliche Wohl der Partner größte Rücksicht nimmt. Nicht ein unfruchtbarer Methodenstreit, sondern allein ein letzter Einsatz um das Überleben der Menschheit in Freiheit und Menschenwürde wird unserer Verantwortung gerecht." (Böckle, S. 28 f.)

Gegen die ökonomische Quantifizierung: der versicherte Schwangerschaftsabbruch und die unversicherte Verhütung

Relativ früh wurde in der Diskussion um die Reform des § 218 in der Bundesrepublik Deutschland entschieden, Verhütungsmittel nicht durch Versicherungsleistungen zu decken. Heute gibt es in der CDU, die damals so ökonomisch gegen die teure Verhütung abstimmte, durchaus den Vorschlag, Verhütung auf Krankenscheine zuzulassen. Diese Vorschläge sollten sich weder beirren lassen noch bürokratisch aufwendige Einschränkungen (etwa auf die sozial Schwachen – wo ist dann die Linie zu ziehen?) hinnehmen. Die Menschen neigen nun einmal dazu, sich Kosten zu ersparen und Risiken einzugehen, von denen sie annehmen, daß sie unwahrscheinlich sind, statt sich an ihrem Gewicht zu orientieren. Wäre es anders, hätte es nie eine soziale Akzeptanz der Kernenergie gegeben, die erst mit Tschernobyl empfindlich gestört wurde. Die Fälle, wonach die Verhütung umgangen, die Abtreibung nicht gewollt, aber schließlich doch als letzter „Ausweg" akzeptiert wurde, kennt schließlich jeder, und sie mögen um so häufiger sein, je eingeschränkter und ungeplanter das Leben verläuft. Verhütung muß nicht nur zugänglich, sie muß auch billig sein. Je billiger und zugänglicher sie ist, um so eher wird sie auch als Prophylaxe akzeptiert. Wer nicht mit Sexualkontakten „rechnet", meint, keine Verhütung nötig zu haben.

Die Ökonomie des Gesundheitswesens muß sich am fundamentalen Rechtsgut des menschlichen Lebens messen lassen. Der Wert des Lebens läßt sich nicht mit materiellen Werten abwägen, so wenig der Wert der Liebe in Geld auszudrücken ist. Oft ist der Ausdruck „Wert" selbst verdächtig, wenn er meint, etwas sei durch etwas anderes ersetzbar. Das monetäre Denken, das die immateriellen Werte in Münze verwandelt, entspricht der destruktiven Orientierung, die Erich Fromm die Marktorientierung genannt hat. Der Markt diktiert den Wert: Abtreibung ist volkswirtschaftlich und im Familienhaushalt billiger. Sie zu verteuern, darf nicht tabu sein, aber auch nicht dazu führen, daß Abtreibung zu den Sünden der Privilegierten gehört. Aus all dem führt nur die versicherte Verhütung heraus, auch wenn, wie wir alle wissen, Verhütung ohne Versicherung möglich ist. Es geht immer um die kleineren Übel, aber nicht vor ökonomischen, sondern vor humanen Kriterien.

Über die Schwierigkeiten von jungen Frauen, sicher zu verhüten

Der „Mangel an Rationalität", der dazu führt, daß in den 80er Jahren jährlich mit etwa 10000 bis 30000 minderjährigen Schwangeren zu rechnen war, von denen etwa die Hälfte abgebrochen hat, liegt nach den Untersuchungen Cornelia Helfferichs daran, daß „von den Mädchen rationale Verantwortung für Verhütung verlangt wird, die Entwicklung von Eigenverantwortlichkeit für Sexualität bei den Mädchen behindert wird." (S. 39) Sie sollen einerseits vernünftig sein, und man will ihnen andererseits den autonomen Gebrauch der Vernunft ersparen.

Dies spielt gewiß auch bei erwachsenen Frauen noch eine Rolle. Dann kommt hinzu, „daß ... der Zweck, – nicht schwanger zu werden – oftmals ambivalent definiert ist und das Mittel – z. B. die Pille – über ihren ‚Zweck' hinaus eine Reihe von Nebenbedeutungen besitzt, die der Einnahme und Anwendung einen anderen Sinn unterlegen als die bloße Verhütung von Empfängnis." Die Unentschiedenheit in der Zweckbestimmung, ein Schwanken über das, was frau eigentlich will, die Möglichkeit, zugleich verschiedene, möglicherweise nicht vereinbare Ziele zu verfolgen, die Unterschiede zwischen Bewußtsein und Unterbewußtsein – das alles sind mögliche Faktoren für eine Verhütungspraxis, die nicht sicher greift. Die „Nebenbedeutungen" der Pille als technischer Eingriff in den Hormonhaushalt, der heute mit spezifischen Gründen dem Wandel der Einstellungen, z. B. dem antitechnologischen Affekt, unterliegt, sind ebenfalls in Rechnung zu stellen. In manchen Fällen wird es auch um die Frage der Treue und des Vertrauens gehen, weil die „Pille" die Risiken der Untreue aufhebt – eine Situation, die sich freilich seit „Aids" erheblich verändert hat.

Solange die eigene Verantwortung für die Sexualität blockiert ist, wird sie durch Tabus ersetzt. Tabus im sexuellen Verhalten entsprechen einer Reihe von nichthinterfragten und nicht personal aufgearbeiteten „Normen", die zum Teil rational widersprüchlich sein können. Die „Norm", „erfolgreich" mit Jungen in Kontakt zu kommen, und die Norm, das eigene Verhalten zu kontrollieren, können miteinander in Konflikt geraten. Das Mädchen soll Rationalität zurückstellen – zugunsten von Tabus oder zugunsten des Eingehens auf Wünsche des Jungen – und Rationalität zugleich eigenverantwortlich anwenden, wenn es um Verhütung geht. Normen zu befolgen oder Wünschen zu entsprechen, braucht keine eigene Rationalität, bei der Verhütung ist sie gefragt, ist sie oft sogar „Frauensache".

Die Möglichkeit, schwanger zu werden, wird so verdrängt. Auf der einen Seite steht das Tabu: „Das gehört sich nicht"; „das macht man nicht". Gemeint ist das „Sich-Einlassen" oder das „Sich-früh-Binden". Auf der anderen Seite stehen das Drängen des ersten Freundes und die Erwartungen in der gleichaltrigen Clique. Auf der dritten Seite steht die Unmöglichkeit, mit der Mutter zu reden. So kommt es zu einem Fall, wie ihn Cornelia Helfferich schildert: „Die Sprachlosigkeit bestimmt auch die Beziehung zu dem späteren Vater des Kindes. Sie verhüten ein Jahr lang nicht, und sie wird schwanger gerade, als sie beschlossen hat, sich von ihm zu trennen. Sie verdrängt vier Monate lang die Möglichkeit, schwanger zu sein. Erst im 4. Monat geht sie zum Arzt. Ihren Eltern traut sie sich nicht, etwas zu sagen; die Mutter erfährt es über die Krankenkasse, als Elisa im 7. Monat ist." (Helfferich, S. 41)

Dies ist durchaus möglich in einer Zeit, in der die sexuelle Sozialisation unter gleichaltrigen Jugendlichen immer mehr von Offenheit geprägt ist und in der die Sexualität fast unter einen normativen Vorzeigeanspruch gerät. Denn die neue Verbalisierung sexueller Ansprüche bis zum Sprachzwang hat die frühere Sprachlosigkeit nur verschoben. Es fehlt weiterhin an Sachwissen und an (von der älteren Generation weitergegebenem) Erfahrungswissen. Reden über Sexualität heißt nicht, daß frau damit umgehen kann. Dies schließt die Verhütung ein. Man muß damit rechnen, daß die Hälfte minderjähriger Mädchen z. B. nicht über die fruchtbaren Tage des Zyklus Bescheid weiß; bei den Jungen ist die Wissenslücke noch größer.

Diese Wissenslücke und die Lücke in der bewußten Übernahme von Erfahrungen vertrauenswürdiger Personen liegt daran, „daß Sexualität den Mädchen in einer eigenen Vorstellungswelt erscheint", die als „magisch" bezeichnet werden kann. So sagt das Mädchen Kerstin: „Wenn man nix drüber weiß, dann ist das sowas Unantastbar-Unberührtes, Unberedetes, was da passiert." (Helfferich, S. 41) Nichtwissen und Nichtreden (zumindest nicht *in* der Sache, nur *über* die Sache) sind Formen, eine magische Aura zu hüten und sich der Nivellierung erotischer Gefühle durch das kalte Neonlicht der Aufklärung zu widersetzen. Darin „kommt zum Ausdruck, daß die Rationalität keinen adäquaten Zugang zur Sexualität bietet und daß es jenseits der Rationalität noch etwas gibt, ‚eigentliche' Affekte, deren dunkle Existenz geahnt wird." (Helfferich, S. 43)

So entsteht eine Situation, in welcher ein Widerstand gegen unangemessene Rationalisierung des Erotischen angemessene Rationalität in der Verhütung verhindert. Dies gilt auch unter dem Anspruch der Offenheit zwischen Mutter und Tochter: „Das neue Freundinnen-Verhältnis zwischen Mutter und Tochter, die neue Offenheit ist ... prekär. Da ist z. B. die beschwörende Sorge um die Tochter, die erst die Gefahr heraufbeschwört, vor der sie zu warnen vorgibt." (Helfferich, S. 45) Je mehr Rationalität in die

Warnung und den damit verbundenen Verhütungskomplex gerät, um so mehr entsteht Widerstand gegen diese Vernichtung des Emotionalen. Auch wird eher die Angst internalisiert als der vernünftige Umgang mit ihr: „Ein diffuses Gefühl von Bedrohung entsteht und wird nicht entschlüsselt als Anraten zu rationalem Handeln, um die Folgen der Sexualität zu verhüten, sondern als Warnung, allgemein bezogen auf Sexualität vorsichtig zu sein." (Helfferich, S. 45)

In der emotionalen Situation der minderjährigen Tochter sind Warnung und Aufforderung (Anbieten der Pille) kaum zu unterscheiden. So entstehen Verwirrung und Verdrängung.

Ein anderes Hindernis kann eine überzogene Vaterbindung und Vaterbeanspruchung sein; der Vater hat einerseits die Weiblichkeit der Tochter und damit ihre Sexualität gefördert und sie zugleich unbewußt „im Kindsein versteckt". Er gibt der Tochter zu verstehen, daß sie weiblich attraktiv ist und behandelt sie zugleich als Kind, damit sie anderen Männern nicht „zugänglich" ist. Die Gefahr, „Sexobjekt" zu werden, statt eigene Sexualität bewußt zu leben, ist hier grundgelegt.

Schließlich sind auch die Austauschformen in der gleichaltrigen Gruppe zweideutig. Die „Angst davor" kann verbunden sein mit dem „Gruppenzwang dahinter". So sagt Cordula: „Beim erstenmal mit jemand schlafen, das ist irgendwo auch ein ... Ziel, weil man da irgendwo auch das Gefühl hat, weiter zu sein. Das ist genauso wie mit der Periode. Daß man so das Gefühl hat, man wird aufgenommen in höhere Kreise." (Helfferich, S. 51) Je mehr unkontrollierte Zwänge – Angst, den Freund zu verlieren oder Geltungsdrang – die ersten Erfahrungen dominieren, um so weniger wird verhütet. Je eigenverantwortlicher die Mädchen sind, um so kompetenter und sicherer verhüten sie.

Daraus ergeben sich folgende Erkenntnisse:

- Je mehr vor Sexualität wegen möglicher Schwangerschaft gewarnt und diese als Strafe gepredigt wird, um so eher erfüllt sich die Warnung, weil Angst nicht zur Verhütung führt.
- Wird durch Rationalisierungsdruck eine Reaktion des Nichtwissen-Wollens erzeugt, entsteht Verdrängung. Die Abwehr-

haltung gegen antierotische Rationalität zugunsten erotischer „Magie" umgreift dann auch die Verhütung.

- Die Empfindungen sind bei den Mädchen gleichzeitig und gegensätzlich: Faszination und Angst. Die Verwirrung der Gefühle wird oft mit Passivität beantwortet, zumal diese auch noch als „weiblich" gern gesehen wird. Das ist keine günstige Ausgangslage für selbstverantwortliche Entscheidungen.
- Die planende Vernunft soll die Angst aufheben. Dennoch bleibt die Angst vor dem Verlust der Kontrolle. Auch die Mütter haben ihr Mißtrauen gegenüber den Töchtern, die „abverlangte Rationalität" (S. 61) auch leisten zu können.
- So wie früher von der Frau mehr Scham verlangt wurde, wird heute mehr Rationalität von ihr verlangt. Dieser Anspruch kommt von außen und verhindert damit Selbstbestimmung: „Vernunft als Rationalität wird verlangt, Kompetenz verhindert." (Helfferich, S. 61)

Ein Ausweg aus diesem Dilemma kann nur im Kampf gegen die Bevorzugung einer Verhütungsmoral bestehen, die eigenverantwortliche Sexualität behindert. Die Eigenentwicklung der Sexualität in einer Weise, die den Gefühlen gemäß ist, wie sie dem Alter entsprechen, wäre die richtige Basis. Je besser diese Basis trägt, um so eher wird vernünftige Verantwortung für Sexualität frei: Sie sich nicht aufdrängen zu lassen, den Zeitpunkt nach den eigenen Maximen mitzubestimmen. Das ist ein Prozeß der Selbstfindung, der widerspiegelt, wie der Sozialisationsprozeß verlaufen ist. Das Erlernen der „Genauigkeit im Fühlen" (Robert Musil) ist wichtig. Die richtigen Gefühle sind ebenso frei von Magie wie von illusionsloser Nüchternheit. Sie gehören zu einer Person, die sich selbst wert ist, sich trauen kann und sich darum ihre tieferen Wünsche nach Glück weder durch Oberflächlichkeit noch durch Illusionen abnehmen läßt.

Die Maxime „lieber Empfängnisregelung als Abtreibung" soll auch „abortive Methoden" zurückdrängen. Aber was sind abortive Methoden der Empfängnisregelung? Hier sind drei Aspekte zu unterscheiden: erstens, die Verbindung von empfängnisverhütenden – als die Zusammenkunft von Ei und Samen unterbindenden – mit ungezielten einnistungsverhindernden Wirkungen. Als Beispiel seien hier neben der Doppelwirkung mancher sogenannter Anti-Baby-Pillen – Verhinderung des Eisprunges und Verhinderung der Einnistung – die sogenannten „Intrauterinpessare" genannt, auch kürzer als „Spiralen" bekannt. Von diesen heißt es im Bericht einer Studiengruppe der Weltgesundheitsorganisation 1987: „Es ist unwahrscheinlich, daß ein einzelner Mechanismus für den empfängnisverhütenden Effekt der IUPs verantwortlich ist. Die Art und Weise, wie dieser Effekt ausgeübt wird, bleibt schlecht definiert. Wahrscheinlich schließt er die Änderungen oder eine Inhibition (= Verhinderung) der (a) Spermienmigration (Samenwanderung) im oberen weiblichen Genitaltrakt, (b) der Befruchtung und (c) des Eitransports mit ein. Diese Faktoren spielen wahrscheinlich eine wichtigere Rolle als die Verhinderung der Implantation (= Einnistung) ..." (S. 68) Möglicherweise ist dies ähnlich bei den kombinierten Wirkstoffen der verschiedenen „Pillen". Mindestens drei Effekte spielen eine Rolle: die Hemmung der Ovulation, die Hemmung des Eindringens der Spermien in die Gebärmutter und die Einnistungshemmung: „Die Nidationshemmung muß ... als eine Folge der unphysiologischen kombinierten Hormonwirkung und damit als ein Mechanismus der Kontrazeption mit in Betracht gezogen werden." (Knorr-Lauritzen, Lehrbuch Gynäkologie, S. 88) Andererseits sind die Sicherheitsfaktoren in ihrer Bedeutung gestaffelt, wobei die Verhinderung der Einnistung an die letzte Stelle tritt.

Es handelt sich also hier um eventuell zusätzlich wirkende, ungezielte Effekte. Auch für den Laien sind die Wirkungsweisen zwar beschrieben, aber in Kombinationsanteil und Einzelunterscheidung „schlecht definiert". Kann man hier von „abortiven

Methoden" sprechen? Wir meinen, das kann man nicht. Wenn Wirkungen einer Handlung sehr komplex werden, genügt es, sich an die Wirkungen zu halten, die beabsichtigt sind. Jedenfalls gilt dies, solange die Nebenwirkungen unwahrscheinlich und zweifelhaft sind. Etwas anderes ist es, wenn Nebenwirkungen ein globales Ausmaß haben, zu größeren und bedenklichen sozialen Folgen, wie den grassierenden Schwangerschaftsabbruch, zu korrigieren. Es ist ein Unterschied, ob die Einnistungsverhinderung nur eine entfernte Möglichkeit, ob sie zwar im Zweifelsfalle angestrebt, aber in ihrer Faktizität zweifelhaft bleibt oder ob schließlich eine gezielte Frühabtreibung vorliegt. Die Beurteilung der letzteren steht unter dem im letzten Kapitel beschriebenen Zweifel über den Lebensbeginn, der uns früh schützen läßt, der uns zugleich aber über Menschen das rigorose Urteil ausredet. In der hier beschriebenen Stufung sind die Unterscheidungen zu treffen, ist die Linie zwischen Spirale und Ovulationshemmern einerseits und der „Pille danach" zu ziehen. Diese Methoden fallen also mit verschiedenem Gewicht unter die Formel „lieber Empfängnisregelung als Abtreibung". Vorzuziehen ist, daß ein geplantes Abstoßen der schon befruchteten Eizelle möglichst vermieden wird. So bleiben wir der ungeplanten Komplexität der „Natur" am nächsten. Diese wollen wir und können wir letztlich doch nicht zureichend ersetzen.

Beratung tut not, damit nicht jeder und jede in dieser nicht unkomplizierten Materie Spezialist oder Spezialistin werden muß. Wir reden auch hier sozusagen im Leibe der Frau. Wenn Mann tut, was Mann tun kann, wird die Frau nicht zum Objekt moralischer Kasuistik zwischen empfängnisregelnden und abortiven Methoden. Je früher die Alternativen zur gezielten Tötung greifen und je weniger sie in den Leib des Menschen eingreifen, um so besser sind sie.

Seit einiger Zeit gibt es das Präparat RU 486, und weitere Wirkstoffe dieser Art sind in der Entwicklung. Diese Stoffe führen zu einer Loslösung des befruchteten Eies, zu einer Auflösung der die Schwangerschaft erhaltenden Substanzen, zu einer Zusammenziehung der Gebärmutter und zu einer Ausweitung des Muttermundes. Diese Faktoren bewirken zusammen einen frühen Schwangerschaftsabbruch. In 85% der Fälle wird bis ca. 24 Tage nach der Empfängnis ein Abbruch ausgelöst. Danach ist die Wirksamkeit fortschreitend geringer.

Ein Teil der bei dem Abtreibungsvorgang wirkenden Stoffe (Prostaglandine) werden heute schon verwandt, um „die Gefährdung der Schwangeren im Rahmen eines nach § 218 a StGB medizinisch begründeten, zwar nicht gerechtfertigten, aber straffreien Abbruchs erheblich zu verringern (H. D. Hiersche, 1990, 893). Die Freigabe von RU 486 für den freien Verkauf stößt auf das Argument, damit würden – unter Voraussetzung der Bindung straffreier Abbrüche an Indikationen – rechtswidrige Abbrüche möglich oder gar gefördert. In Frankreich, wo diese Abtreibungspille entwickelt wurde, ist sie freilich erhältlich. In Deutschland würde eine Freigabe zum Einsturz der derzeitigen Rechtslage führen.

Der Einsatz im Rahmen der bestehenden Rechtsvorschriften (Indikationen) wäre freilich möglich. Dadurch würde das operative Verfahren mit der Abtreibungspille bis zum 24. Tag ersetzt und das Risiko für die Frau entsprechend verringert.

Dabei stellen sich freilich nicht nur rechtliche Fragen, sondern auch ethische Probleme für die Beteiligten. Generell ist dazu zu sagen, daß das Abtreibungsmittel „Pille danach" den ethischen Status, d.h. die Frage nach der sittlichen Beurteilung der Handlung, nicht verändert. Wir wiesen aber schon darauf hin, daß, wenn unklar bleibt, ob eine Wirkung als empfängnisverhütend oder als abortiv einzuschätzen ist, die Handlung nicht einfach unter intendierten und vollzogenen Schwangerschaftsabbruch gerechnet werden kann.

Im Falle eines klar intendierten und überprüfbaren Abbruchs

durch die Pille danach im frühen Zeitraum der ersten 24 Tage scheint uns die Handlung bei enger medizinischer Indikation (klar zu prognostizierende Gefahr für das Leben der Mutter bzw. eine unerträgliche Beeinträchtigung ihrer Gesundheit) ethisch tolerierbar zu sein. In den anderen Indikationen geht es, im Einklang mit der an den Grundwerten orientierten Absicht, möglichst viel Leben zu schützen, um die Frage, ob eine Einzelhandlung im Rahmen eines komplexen Vorgangs gerechtfertigt ist, auch wenn der Vorgang im Ganzen als ungerechtfertigt erscheint. Das ist praktisch die Frage, ob man einer Frau zu einem weniger belastenden Abbruch verhelfen darf, wenn sie – möglicherweise aus Gründen, die ethisch bedenklich sind – zum Abbruch entschlossen ist und dieser daher unvermeidbar wird. Wenn diese Frage positiv beantwortet wird, dann ist in der frühen Schwangerschaft die Abtreibungspille dem operativen Eingriff vorzuziehen.

7. Hautnahe Hilfe für einzelne Betroffene

Das Lächeln des Schnees ist weiß

Dann trat ein Zustand entsetzlicher Langeweile ein. Auch die Arbeit konnte nicht darüber hinwegtäuschen. Sie war wie immer überarbeitet, aber es war eine solche Öde in ihr, eine solche Interessenlosigkeit, eine solche Langeweile, daß sie erschrak. Nur Therese und die Mutter wußten von ihrer Abtreibung. Johannes wußte nur die Tatsache, aber nichts Näheres. Manchmal kam ihr die irrsinnige Idee, alle müßten tot sein, die von der Abtreibung wußten. Als handele es sich wirklich um ein Verbrechen, für das es keine Mitwisser geben dürfte. Ich schäme mich so, dachte sie manchmal. Und da ihr keiner einredete, daß sie sich schämen und daß sie sich schuldig fühlen müßte, wußte sie, das Gefühl kam aus ihr, es war da, es war nicht eingebildet, es war eine Wirklichkeit, die sie zu bewältigen hätte ... Sie hätte es nicht fertiggebracht, öffentlich zu „bekennen“: ich habe abgetrieben. Vielleicht ekelte sie sich auch nur so vor dieser Art des öffentlichen Bekenntnisses, weil sie wußte, daß Jochen damals unter den Selbstanklägern gewesen, obwohl er damals noch an keiner Abtreibung beteiligt gewesen war: der Mann, der sie monatelang gefragt hatte, ob sie immer noch nicht schwanger sei und enttäuscht gewesen war, wenn „ihre“ Tage kamen, und der Mann, der ihr praktisch verboten hatte, „die Pille“ zu nehmen, weil er jede Art von Empfängnisverhütung als störend empfunden und darin einen Affront gesehen hätte, als hieße sie: du liebst mich nicht!, du willst von mir kein Kind! („du nimmst mich nicht an!“, hatte er einmal gesagt, als sie sich verschlossen hatte, weil sie wußte, an diesem Tag war sie besonders empfänglich); dieser Mann also war damals bei den *progressiven* Bekennern gewesen: *Ich habe abgetrieben.* Dieser *Spieler,* dieser verantwortungslose Spieler. Sie grämte sich, daß sie gegen ihren Willen soviel Denk- und Erinnerungszeit mit den Gedanken an diesen Spieler verbrachte. Aber die Gedanken fixierten sich oft ... Und dann kam der Tag, da sie glaubte: jetzt ist es vorbei! So wie man gesundet nach einer langen Krankheit und eines Morgens aufwacht und die Mattigkeit weichen fühlt und die Strahlen der Sonne wieder empfindet und weiß, morgen vielleicht werde ich aufstehen, und die Welt mit neuen Augen sieht, nach all der trüben Zeit der Krankheit. Und sie dachte: jetzt fühle ich nichts mehr, so wie ich nach einigen Monaten das wunde Zahnfleisch an der Stelle, an der der dreiwurzlige Zahn gezogen worden war, nicht mehr gefühlt habe. Sie betrachtete das imaginäre Bild des Mannes jetzt nur noch wie ein totes Baby in einem Laboratoriumsgefäß, hatte aber doch Angst, daß sie mit einem Gewaltstreich vielleicht nur alles in sich zurückgedrängt hätte, und irgendwann würde alles wieder aufbrechen. Damit wäre nichts geheilt ... Sie fing an, die Zimmer voller Blumen zu stellen. Durch ihren Mann, der zwischendurch trotz seiner Arbeitslosigkeit immer wieder in Gärtnereien aushalf, bekam sie Unmengen Blumen, wenn sie wollte. Sie ging dann einfach abends in die Gärtnerei und holte sich diese Blumen, die sie für wenig Geld bekam ... Rote und weiße Tulpen, deren blättrige Mäuler sich mit der Zeit öffneten und die später schwarz wurden und herunterfielen, kamen ihr in den Sinn, aber Tulpen gab es noch nicht ... Tief innen in ihr lauerte eine Lebensfreude, die grenzenlos war. Eine Sucht nach Jugend war in ihr, als müßte sie noch dreimal auf die Welt kommen, um sie erfüllen zu können. Ein Ausbruch der Lebensfreude war es ja gewesen: diese Hingabe an den Mann Jochen: ein Ausströmen der hellen Quellen in ihr. Und dann so zurückgeschlagen – Der Aufbruch endete in einem Abbruch. Alles kam so unerwartet. Sie so zugewendet, so ohne Taktik, so rein in allen Gefühlen. Aber in der Liebe galt wie überall *Vertrauen ist gut, Kontrolle ist besser.* Sie hatte in ein schönes Antlitz gesehen, und dann waren durch die reine Haut dieses Antlitzes die abgründigen Fratzen geschienen ... Ihr Übermut war niedergeschlagen, ihre Lust zu tanzen, ihre Lust zuzuhören, ihre Lust, die Kinder zu streicheln und ihnen beim Spiel zuzusehen. Sie fragte sich oft, warum sie so litt. *Ihr Leiden widersprach doch allen Ideologien, die über die Abtreibung verbreitet wurden.* War denn der Embryo oder der Fötus ein lästiges, krankes Organ, einfach wie eine kranke Niere, ein Gallenstein, ein fauler Zahn, vereiterte Mandeln? Eine Operation faßte man ja auch nicht als Tötung auf. Ein kleiner Eingriff, sagte man. Man sprach nicht von Tötung, wenn der Chirurg einen Magen oder eine Gebärmutter entfernte. Waren Embryo und Fötus lästige Stücke Fleisch, einfach nur Blut und Gewebe?, oder waren sie „werdende Menschen", eine Präexistenz von Persönlichkeit, eine Vorform des Menschen, an der ich hängen kann, wie ich an einem Menschen hänge? Daß sie sich all diese Fragen stellte, zeigte ihr, daß die Fragen in ihr lebendig waren. Und wahrscheinlich waren die gestellten Fragen immer noch nur die aufgetaute Eisschicht von der Eisschicht der Fragen, die noch aufzutauen wären.

So schilderte Karin Struck die seelischen Leiden ihrer Heldin Lotte (Lieben, S. 236 f.). Die Beteiligung des Mannes wird festgehalten, aber auch die Abhängigkeit der Frau von ihrer Annahme, für sich und mit dem Kind, durch den Freund. Hier ist eine Beziehung mit einem Ehemann und Familienvater. Besonders herausgearbeitet ist dabei die Zwei-Eines-Beziehung einer Schwangerschaft, die Abtreibung und Selbstmord in Zusammenhang bringt. Eine „verdichtete" Erfahrung, die für viele andere stehen kann, die es nicht so ausdrücken können, die es vielleicht auch etwas anders sehen. Um die Hilfe für diese Betroffenen geht es, im vorhinein und im nachhinein. Das ist vor allem eine Aufgabe der Beratungsstellen. Wir haben nicht die Möglichkeit, die Praxis der Beratung unmittelbar auszuüben. Dazu sind wir nicht kompetent, und dazu sind die einzelnen Situationen zu spezifisch. Es geht uns also hier nicht darum, Hilfen für Entscheidungsfindung im Konflikt direkt zu geben. Dies wäre auch angesichts der Zweideutigkeit mancher Hilfsangebote problematisch. Das Detail liegt gut in der Hand der Beraterinnen, die sich offensichtlich auch bei unterschiedlichen Voraussetzungen ihrer Verbände in der Zusammenarbeit verstehen. Sie müssen ja auch immer wieder wegen zeitweiser Überlastung Ratsuchende an andere Beratungsinstitutionen vermitteln bzw. weiterreichen.

Nicht-direktive Beratung?

Was ist der Sinn einer Konfliktberatung? Sie soll helfen, den Konflikt klarer zu sehen, vernachlässigte Gesichtspunkte einbringen, Vorentschiedenheiten aufdecken, Alternativen verdeutlichen, Orientierungs- und Entscheidungskompetenz verstärken. Dazu gehören Einfühlung, Respekt vor der Selbstbestimmung und die Verbindung von Rat und Tat, d. h. der Vermittlung greifbarer Hilfe. Berater und Beraterinnen übernehmen Mitwirkung – dazu müssen sie stark sein; sie treten selbst hinter diese Aufgabe zurück, dazu müssen sie kontrolliert und zurückhaltend sein. Alle Schwangeren werden beraten, wenn sie wollen, denn es gibt, zumindest bei uns, keine Schwangerschaft ohne medizinische Hilfe. Daß in jenen Situationen, in denen Frauen über einen Abbruch nachdenken – aus gesundheitlichen Gründen, wegen der Folgen einer Vergewaltigung, wegen einer zu erwartenden schweren Belastung des werdenden Lebens und schließlich aus sozialen Gründen –, mehr Zeit und mehr Gesichtspunkte zur Beratung nötig sind, ist einsehbar. Oft setzt sich in der Beratungsethik die Ansicht durch, Beratung müsse die Alternativen offenlegen, dürfe aber nicht ungefragt und nicht direktiv eingreifen. „Direktive" Beratung meint, daß eine Entscheidung autoritativ eingeredet wird.

Gewiß soll Beratung nicht zu etwas ganz anderem werden, zum Zwang oder zur Manipulation und Propaganda. Aber eine Beratung, die den eigenen Standpunkt ausklammert, erzeugt eine Schein-Neutralität und tendiert zur Heuchelei. Hier gibt es ebensowenig eine perfekte Lösung wie bei Phänomenen der Übertragung in der Psychologie. Dabei wird der oder die Ratsuchende zwar aus alten Abhängigkeiten befreit, gerät aber, zumindest vorübergehend, in Abhängigkeit vom Therapeuten. Dann bedarf es neuer Ablösung. Diese ist leichter möglich, wenn der Berater oder die Beraterin bei ihren eigenen Überzeugungen bleiben. Worauf es ankommt, ist die Wahrung der Würde der Beratenen durch genügend Nähe zu ihren Problemen und genügend Distanz zu ihrer Selbstbestimmung.

So sinnvoll eine Beratungspflicht ist, so sehr muß sie über Ressourcen zur Förderung des Lebensschutzes verfügen, um mehr als eine hilflose Hilfe zu sein. Denn diese Art hilfloser Hilfe treibt ja erst in die Enge der Entscheidung hinein und führt nicht aus dieser heraus. Die Zusammenarbeit zwischen Beratung und Hilfsfonds bzw. anderen helfenden Institutionen und Gruppen muß möglichst eng sein.

Es ist wichtig, mögliche Konflikte schon im Vorfeld zu verhindern. Schwangerenberatung sollte in die Möglichkeiten von Lebensberatung eingebettet und mit diesen vernetzt sein: Beziehungsberatung, Berufsberatung, Familienberatung... Sie sollte auch nicht auf die Beratung im Grenzfall beschränkt bleiben. Der Umgang mit Schwierigkeiten und Problemen ist ein lebenslanger Lernprozeß. Er verlangt die Einübung in die Fähigkeit, zwischen den Problemen zu unterscheiden, die zu lösen sind und den Problemen, die ertragen werden müssen.

Die Einübung in die Erwartung von Problemlösungen erhöht oft die Frustration. Die Gewöhnung an die Einstellung, alle Fragen auf das eigene Selbst zu beziehen, oder an die Einstellung, von zwei möglichen Seiten eines Dinges immer nur die schlechtere wahrzunehmen, sind schlechte Vorbedingungen für eine Balance zwischen wirklicher Unzumutbarkeit und richtiger Belastbarkeit.

Wenn Religion und Ethik Lebenshilfe sein wollen, müssen sie Vorstellungen entwickeln, wie das Erstreben von Glück mit dem Ertragen von Leid verbunden sein kann, ohne daß damit bloß eine Opfermentalität und die Aggression gegen sich selbst gefördert wird. Belastbarkeit erfordert ein intaktes Selbstwertgefühl – was könnte sich eine Religion der Liebe als größeres Ziel setzen, als dieses Selbstwertgefühl zu fördern, wo es beschädigt ist, in der Nachfolge Gottes, der „das geknickte Rohr aufrichtet".

Lebensberatung ist Lebensschutz. Sie fängt in den Familien und Schulen an. Sie verlangt ein Klima der Ehrfurcht und der Liebe zum Leben. Dazu muß nicht nur die kontrollierende und planende Vernunft, sondern auch die schöpferische, einfallsreiche Vernunft angesprochen werden. Sie übt die Integrierung von Glück und Leid, Schatten und Licht, guten und schlechten Tagen. Sie übt die Solidarität und die Fähigkeit, sich helfen zu lassen. Sie haßt Tabus und liebt die Durchsichtigkeit der Dinge des Lebens, die Gelassenheit und das Engagement zugleich. Dies alles sind Vorbedingungen für eine gute Sexualaufklärung und Sexualberatung.

Die Fruchtbarkeit darf in der Sexualaufklärung nicht nur an die Peripherie gedrängt und nicht nur im Sinne von „Verhütung" (von „Unglück") behandelt werden. Manchmal scheint es, als sei die alte Herrschaft der Fruchtbarkeit über die Partnerliebe in eine neue Herrschaft der emanzipierten Lust über die Fruchtbarkeit umgeschlagen. Im Paradies der folgenfreien Lust und Laune – eine uralte Sehnsucht der Menschen in Märchen und Mythen – paßt die Fruchtbarkeit nicht zur neuen „Leichtigkeit des Seins" (Milan Kundera). Die alte Moral der Fruchtbarkeit trabt wie ein schwergewichtiger und schwermütiger Bär hinter dem leichten Sinn her, der zur frühen und kinderlosen Sexualität gehört, seit die „Pille" Angst und mit ihr die Leidenschaft besänftigt hat. Denn die Angstschwelle war es oft, welche die Glut der Begierde und das Feuer der Leidenschaft zu einer größeren Flamme entfachte, der es gelang, diese Schwelle niederzubrennen.

Ist Aufklärung über Sexualität heute auch Aufklärung über Fruchtbarkeit? Ist Information über Fruchtbarkeit nicht bloß lieblos nüchtern und biologisch, während Information über Sex am guten Gelingen interessiert ist? Auf die Gefahr hin, eine falsche Nostalgie zu beschwören: früher war der Höhepunkt der Sexualität die Frucht des sexuellen Beisammenseins, das Kind. Sexuelle Beziehung vollzog sich weniger in der Atomisierung der einzelnen Akte als in der leiblichen Fortsetzung des Alltags. Heute wird sexuelle Beziehung auf einzelne Akte reduziert, deren Höhepunkt der Orgasmus und deren Tiefpunkt sein Ausbleiben ist. Die Serie der statistischen Aufklärungsbücher von Kinsey bis Hite hat diesen „Aktualismus" gemeinsam. Dabei ist dies eine ziemlich stupide Angelegenheit: Höhepunkt als größte Intensität – Variation als größte Extensität. Gefühle sind günstiges Umfeld für Geschicklichkeiten und Techniken.

Wenn die Fruchtbarkeit als eine ungünstige Folge von Akten, aber nicht als ihr innerer Sinn erscheint, dann benehmen sich die Menschen oft wie Autofahrer, die wissen, daß es Unfälle gibt, aber es schon einmal riskieren: Sie fahren zu schnell, überholen an unübersichtlichen Stellen und prüfen ihr Auto nicht auf Defekte. Wer die allgemeine Risikoakzeptanz der Menschen in Rechnung stellt – unsere Zeit zeigt, daß sie nicht gerade gering ist –, kann sich nicht wundern, wenn es zu unerwünschten Schwangerschaften kommt. Wenn aber dann das Bewußtsein zwar vorrangig, aber ohne Konsequenz in der Vernunft und im Handeln auf Unfallvermeidung und Unfallbehandlung eingestellt war – wie sehr muß das Gewicht des Geschehens auf diesem Bewußtsein dann lasten?

Wer in der oft biologisch orientierten und selten nur in fächerübergreifender Zusammenarbeit vermittelten Aufklärung vom Schwangerschaftsabbruch mehr hört als vom Verlauf der Schwangerschaft, wem die Abtreibung unter dem Vorzeichen erweiterter Geburtenregelung vorgestellt wird, für dessen Lebensauffassung und Sexualitätsvorstellung werden Fallen aufgestellt, die später zuschnappen können.

Wer hat eine Sexualaufklärung erlebt, die nicht nur Schwangerschaftsprävention und Schwangerschafts„entsorgung" enthält, sondern auch dem Umgang mit ungewollter Schwangerschaft im Sinne des Lebensschutzes und der Lebenshilfe? Zwar wird hier oft von „Wertfreiheit" gesprochen, aber der Vorgang selbst ist nie wertfrei. Überzeugtsein von Werten beinhaltet noch keine Indoktrination für andere. Neutralität im Umgang mit der Vermittlung von zentralen Lebensvorgängen kommt einer Wertsetzung gleich, weil dann die Quantitäten und Prioritäten der Vermittlung wie Wertsetzungen wirken. Viele Schüler und Schülerinnen, die wir kennen, sind über Sexualität (aktbezogen) aufgeklärt, kaum aber über den Streit um den Lebensbeginn und so gut wie gar nicht über den Verlauf von Schwangerschaften. Zudem handelt es sich um Themen, bei denen der Religionsunterricht sich ebensowenig gern aufhält wie die Ethik. Wie erfahren die Menschen dann noch, daß potentielle Mütterlichkeit und Väterlichkeit Ausdruck ihrer selbst als sexuelle Wesen ist? Das Sich-Schämen über die Sexualorgane und über die erogenen Zonen hat abgenommen, das Schämen über die Bäuche entspricht dem stromlinienförmigen Menschenbild: Sportlichkeit, Leistung, Funktionsfähigkeit.

Es wäre wichtig zu wissen, wie es zu Schwangerschaften kommt, die weder gewünscht noch in Kauf genommen sind. Vielleicht wäre dann etwas daran zu tun. Sind die 80000 offiziell gezählten bis zu 200000 inoffiziell geschätzten jährlichen Abtreibungen in der „alten" Bundesrepublik stets das Ergebnis einer Mischung von Laune, Gelegenheit und Leichtsinn? Wenn Frauen, die schon ein Kind haben, häufiger abtreiben als Frauen, die noch kein Kind haben, kann man dies kaum annehmen. Da wir über keine Informationen in diesem Punkt verfügen, möchten wir einige Problemfälle nennen, wie sie aufgrund der bekannten Einstellungsvoraussetzungen vorkommen könnten:

- eine unerwünschte Schwangerschaft bei einer Frau, die Abtreibung als Methode der Geburtenregelung betrachtet;
- eine unerwünschte Schwangerschaft bei einer Frau, die zwar keine Abtreibung wünscht, diese aber u. U. mit Schuldgefühlen in Kauf nimmt;
- eine unerwünschte Schwangerschaft als „Unfall" (Versagen der Empfängnisverhütung oder Täuschung oder Risikoakzeptanz, sei es beim Mann oder bei der Frau);
- eine halb gewollte oder nur einseitig akzeptierte Schwangerschaft, die nach ihrem Eintreten erst als Problem gesehen wird.

Über die Verteilung in einer solchen Typologie wissen wir nichts. Es ist klar, daß wir uns hier nur im Bereich der sogenannten „sozialen Notlage" befinden, die mit 80–95% der Fälle für die Hilfe entscheidend geworden ist. Die „kindlich" bedingten, d.h. wegen einer schweren Krankheit oder Beeinträchtigung des Kindes indizierten Abtreibungen sind der nächstgrößte Bestandteil. Hier liegt die Hilfe teils in einer guten genetischen Beratung vor jeder Schwangerschaft, teils in einer Ermöglichung der Annahme von behinderten Leben im nachhinein, teils in der Toleranz in besonders schwerwiegenden Fällen der Unzumutbarkeit.

Die erste Hilfe geht von der Beziehung selbst aus. Sie gehört also zu den Aufgaben, die sich in der Vorbereitung und Einübung einer Beziehung stellen und müßte auch in entsprechenden Kursen (z. B. der Trauungsvorbereitung) thematisiert werden.

Die zweite Art der Hilfe gehört ins solidarische Umfeld. Frauengespräche und Stimulierung des Männerbewußtseins haben hier ihren Sinn. Schließlich können die Medien, die Kirchen und andere Gemeinschaften darauf achten, daß unsere Gesellschaft ihr Risiko-Verständnis ändert, wenn Leben auf dem Spiele steht.

Hautnahe Hilfe im Konflikt

Hilfe zur Selbstbestimmung steht immer unter den Vorzeichen, die durch Institutionen wie das Recht und bestehenden Herrschafts- und Einflußverhältnisse bestimmt sind. Es gibt kein Konzept der Selbstbestimmung ohne Rücksicht auf die wirksamen gesellschaftlichen Kräfte. Am Beginn der 90er Jahre sind Frauen und Männer nachdenklicher geworden gegenüber Selbstbestimmungsparolen, die nur aus der Ablehnung von Fremdbestimmung und allein aus dem Pathos der Befreiung von Zwang geboren sind. Vielleicht können Frauen hier einander helfen, weil sie daran arbeiten, die auf ihre Selbstbestimmung einwirkenden Kräfte zu kontrollieren. Schon 1971 hatte eine italienische Frauengruppe formuliert:

„Die Zwangsmutterschaft hat das weibliche Geschlecht den Männern ausgeliefert und es zu deren wichtigster Machtbasis gemacht. Heute können wir über die Mutterschaft ‚frei entscheiden'. Aber kann das überhaupt eine Befreiung darstellen, in einer Kultur, die ausschließlich die männliche Sicht der Existenz verkörpert, und so von vorneherein jede ‚freie Entscheidung' der Frau bestimmt? Freie Sexualität und freie Mutterschaft, das heißt, die Voraussetzungen dafür, daß eine Frau überhaupt zum Menschen wird, sollen noch nach Jahrtausenden nur in Form der freien Abtreibung zu erreichen sein?" (Wie weibliche Freiheit entsteht, S. 65)

Hautnahe Hilfe braucht die richtige Instanz der Nähe. Dieses

Bedürfnis hat dazu geführt, daß sich Frauengruppen für das Gespräch über die Selbsterfahrung der Frauen gebildet haben. Aber auch die Männer sind nicht zu vergessen. Manche von ihnen sind nicht nur gutwillig, sondern auch bereit, die geschlechtliche Differenz einmal nicht von oben, sondern auch mit „von unten" her zu bestimmen, d. h. der Selbstbestimmung und Selbstverwirklichung der Frau zu dienen.

Hautnahe Hilfe im nachhinein kann, das sagten wir schon öfter, nicht die Instanz des letzten Urteils, das ist die schwangere Frau selbst, überspringen, aber sie kann Möglichkeiten eröffnen, die Schwangerschaft zu akzeptieren, mit dem werdenden Leben positiv umzugehen und einen konstruktiven Weg mit dem geborenen Kind zu finden.

Solche Möglichkeiten sind:

- mit dem Kind, notfalls alleinerziehend, leben zu können, das werdende Leben in das eigene werdende Leben integrieren können;
- Fürsorge für das geborene Kind in der eigenen Lebensnähe zu finden, Teil-Mutterschaft beim Vater und in der Familie, die Entlastung, nicht hauptsächlich die Bezugsperson sein zu müssen;
- die Adoptionsfreigabe aus dem Bewußtsein, daß wir nicht allein für werdendes Leben zuständig und für geborenes Leben fähig sind. So heißt es nach Kahil Gibran:

> „Deine Kinder sind nicht deine Kinder.
> Sie sind Söhne und Töchter dessen, der Freude an der Liebe hat.
> Sie kommen durch dich, aber nicht von dir.
> Und obgleich sie bei dir sind, gehören sie doch nicht dir.
> Du darfst ihnen deine Liebe, aber nicht deine Vorstellungen mitgeben,
> denn sie haben ihre eigenen Lebensentwürfe ..."

Was für die Freigabe der Kinder an ihre eigenen Lebensentwürfe gilt, gilt auch für ihre Freigabe, um überhaupt überleben zu können. In der ungewollten Schwangerschaft erfährt die Frau vielleicht besonders, wie sehr sie (und der Mann) ein endliches, begrenztes fehlerhaftes und sozial angewiesenes Wesen ist. Diese

Erfahrung heißt „Kontingenz"-Erfahrung. Kontingent heißt auch: es ist nicht alles machbar, Scheitern ist möglich, Fehler gehören dazu, der Mensch braucht den Menschen, letztlich: der Mensch braucht Gott, denn er ist nicht sein eigener Schöpfer. Eine solche Kontingenzerfahrung ist die Voraussetzung dafür, Kurzschlüsse für sich und andere zu vermeiden.

Solche Kurzschlüsse sind:

- einem Kind, das ich nicht gewollt habe, kann ich nicht in die Augen sehen;
- ein Kind, das es bei mir nicht gut haben kann, soll es auch nicht bei anderen gut haben;
- ich kann berechnen, ob ein Kind eine Zukunft hat;
- ohne die Annahme des Mannes kann ich dieses werdende Leben nicht annehmen;
- ich muß mich über das werdende Leben gegen die Gewalt wehren, die andere über mich ausüben;
- niemand liebt mich, also kann ich nicht lieben.

Wir sehen, eine konstruktive Kontingenzbegegnung ist eine Annahme der eigenen Person in der Begrenzung, im Leid, u. U. in der Gewalt, die aufzuheben nicht jeder Preis zu zahlen ist. Kontingenz führt an die religiösen Fragen heran: woher kommen wir, wer sind wir, wohin gehen wir? Diese Fragen nützen uns freilich nichts, wenn wir sie nicht selbst finden, sonst hören wir sie, ohne ihre Bedeutung für uns zu erkennen. Wenn wir unter Menschen leben, die sich diese Fragen zu eigen gemacht haben sollten wir Helfer haben, im vorhinein wie im nachhinein. Vielleicht sind sie in sachlicher Hinsicht selbst hilflos, aber ihre Geborgenheit bleibt anrührend für die Hoffnungsversuche.

Obwohl Vergleiche nur schwer möglich sind, möchten wir im folgenden je zwei Beispiele nebeneinanderstellen, um jeweils auch die individuelle Struktur der Schwangerschaften zu verdeutlichen. (Die Fallbeispiele entnehmen wir dem Bericht „Möglichkeiten und Grenzen in der Schwangerschaftskonfliktberatung – Erfahrungen aus der praktischen Arbeit, in: Option für das Leben, 41–47).

Frau B. ist 21 Jahre alt, ledig, Mutter eines Kindes im Alter von vier Jahren. Sie wird in der 10. Schwangerschaftswoche beraten. Ihr Freund will sie verlassen wegen einer anderen Beziehung. Frau B. fühlt sich mit der Sorge für zwei Kinder überfordert und kann sich ein sinnvolles Leben ohne ihren Freund nicht vorstellen. Sie denkt an Selbsttötung. Ihre vierjährige Tochter befindet sich wegen Berufstätigkeit mit Nachtarbeit an wechselnden Pflegestellen und hat Verhaltensstörungen. Das weit entfernte Elternhaus steht nicht mehr mit der Mutter in Beziehung.

Durch das Beratungsgespräch werden „Aussichten eröffnet, die sie vorher nicht gesehen hatte". Eine Gruppe in der Gemeinde nimmt sie auf, die Beratungsstelle bleibt mit ihr in Kontakt, sie wird in das Programm „Mutter und Kind" des Landes Baden-Württemberg aufgenommen und erhält aus dem Diözesanfonds materielle Hilfen. Die Entscheidung für das Kind wird möglich.

Frau A. ist 17 Jahre alt, ledig. Sie erwartet von einem verheirateten Freund ein Kind. Die Eltern, bei denen sie mit zwei Geschwistern lebt, wissen nicht, daß ihr Freund verheiratet ist. Auch seine Ehefrau erwartet ein Kind. Nichtsdestoweniger hält er die Beziehung mit Versprechungen. Die junge Frau ist Lehrling, hat aber drei Lehrverhältnisse abgebrochen. Die Beratung findet in der 11. Schwangerschaftswoche statt.

Die Tendenz steht eher für eine Annahme der angebotenen Hilfen, zumal Frau A. ihren Freund liebt und das Kind will. (Dieser Zusammenhang ist offensichtlich immer wieder von großer Bedeutung.) Die junge Frau fürchtet aber, daß sie von ihren Eltern hinausgeworfen wird. Sie gerät unter Druck. Die „örtlichen Ämter" setzen die Eltern von ihrer Schwangerschaft in Kenntnis. Trennung vom Freund und Bedrängnis durch die Mutter lassen sie sich selbst als möglichen „Sozialfall" sehen. Sie entscheidet sich für den Abbruch der Schwangerschaft.

Diese beiden Vorgänge – wir sind gehemmt, von „Fällen" zu sprechen –, zeigen, daß Beratung weder alles ist noch alles kann. Sie kann zwar Engpässe einer bestimmten Art wieder öffnen, aber sie kann den Zusammenhang zwischen Geliebtsein und Willen zum Kind kaum beeinflussen. Dies gilt im letzten Beispiel für die fehlende konsequente Liebe aus dem Elternhaus und seitens des Freundes, auch für das mangelnde Einfühlungsvermögen der Umwelt. Da hier mit 17 Jahren der Ablösungsprozeß von der Familie noch nicht soweit ist wie bei Frau B., ist auch die Selbstbestimmung nicht so direkt ansprechbar. Im Falle von Frau B. müssen wir uns darüber klar sein, daß die Lebensplanung auch eine Änderung für das erste, vierjährige Kind umfassen muß. Denn das Drama der Ungeborenen ist oft mit dem Drama der geborenen Kinder gekoppelt.

Ein zweiter Vergleich bezieht sich auf Frauen im Alter von 40 bzw. 35 Jahren.

Frau D., 40 Jahre alt, ist Spanierin und lebt von ihrem Freund getrennt. Sie ist ganztägig berufstätig. Die Beratung findet in der 18. Schwangerschaftswoche statt, weil sie laut ärztlichem Untersuchungsergebnis ein mongoloides Kind erwartet. Von ihrem Freund ist keine Hilfe zu erwarten. Die Behinderung ihres Kindes verlangt mehr Fürsorge, als sie neben ihrer Berufstätigkeit verkraften zu können meint. Freunde und Nachbarn raten zum Schwangerschaftsabbruch. In der Klinik wirkt die „normative Kraft des Faktischen", d. h. die Mitteilung, daß die meisten Frauen ein mongoloides Kind nicht zur Welt bringen. Andererseits hat Frau D. religiös motivierte ethische Bedenken. Sie hat von daher ihre Motivation, sucht aber Hilfe, um diese umzusetzen. Die Beratung vermittelt einen Kontakt zu Eltern, die ein mongoloides Kind großziehen. Sie kann die Belastung nun realer einschätzen und sich ihr stellen. Sie bekommt ihr Kind.

Frau E. ist 35 Jahre alt, verheiratet. Sie hat zwei Kinder im Alter von 10 und 14 Jahren. Sie erwartet ein Kind in der siebten Schwangerschaftswoche in der zweiten Ehe. Sie ist ganztägig berufstätig. Ihre Scheidung von ihrem ersten Mann war durch dessen Alkoholprobleme und Gewalttätigkeit bedingt. Die beiden Kinder machen Probleme: Gesundheit, Sprachentwicklung, Pubertät. Die Belastung ist zeitweise sehr hoch.

Der Ehemann muß für seine frühere Familie Unterhalt zahlen, er war monatelang schwer krank, ist seit Monaten arbeitslos und unzufrieden. Neben der Betreuung des Ehemannes mußte Frau E. auch die schwerkranke Tochter lange betreuen. Weil die Familie auf ihr Einkommen angewiesen ist, kann sie nicht an Aufgabe ihrer Berufstätigkeit denken. Die Entscheidung für den Abbruch begründet sie in folgendem Brief:

> „Nochmals ein Kind unter vielen Opfern aufzuziehen, mit gebrauchten Kleidern und dem Abschlagen vieler, auch kleiner Wünsche; manchmal mit jedem Pfennig rechnen müssen, nochmal alle Ängste und Sorgen des Vorschulalters, auch wenn viel Freude mit dabei ist; nach meinen bereits erlebten und durchkämpften Jahren kann ich das in meinem Alter nicht mehr."

Der Bericht, aus dem wir zitieren, beschreibt noch einen anderen Fall, den einer Lehrerin von 42 Jahren, die vier Kinder (acht bis vierzehn) hat und ihre mit erneutem beruflichen Einstieg verbundenen Hoffnungen nach mehr „Anerkennung von außen" und „mehr Zeit für sich" durch eine Schwangerschaft bedroht sieht. Die „Grenzen der Belastbarkeit" werden ihr deutlich. Die Entscheidung für das fünfte Kind fällt ihr schwer, aber sie ringt sich selbständig dazu durch. Aus der Darstellung der Möglichkeiten und Grenzen der Beratung, wie sie aus der praktischen Erfahrung erwachsen ist, wollen wir folgende Punkte besonders herausgreifen:

- „Eine entscheidende Komponente ... stellen Personen im näheren und weiteren Umfeld der Frauen dar (Partner, Eltern, Arbeitgeber u. a.). Im Einvernehmen mit der Klientin können diese Personen in das Beratungsgeschehen mit einbezogen werden, eventuell bestehende Widerstände ... abgebaut und somit natürliche Hilfsangebote für die Schwangere erschlossen werden ...

- Von entscheidender Bedeutung für die Annahme des Kindes ist die Befreiung der Klientin aus ihrer psychischen und sozialen Isolation. Mit Hilfe der Beratung kann die schwangere Frau motiviert und befähigt werden, die notwendige Unterstützung aus dem Umfeld einzufordern (z. B. Selbsthilfegruppen u. a.) ...
- Die Möglichkeit der Beraterin, ‚Anwalt' für die Klientin zu sein, eröffnet die Chance, Rechte der Ratsuchenden bei Behörden durchzusetzen, Hilfestellungen zu geben und vorhandene Ängste, z. B. bürokratischen Abläufen gegenüber, weitgehend abzubauen. Die Vermittlung von finanziellen Hilfen aus kirchlichen und staatlichen Mitteln ergänzen dieses Angebot." (S. 43)

Eine Verallgemeinerung dieser Chancen stößt freilich, das zeigen die unterschiedlichen individuellen Situationen, an Grenzen. Der notwendige Zusammenhang zwischen Schwangerschaftsberatung und Lebensberatung wird offenkundig. Es handelt sich immer um Lebenskrisen, „deren Ursachen in der Vergangenheit zu suchen sind". (S. 45) Die Beraterin formuliert mit Recht: „Es wäre eine Illusion, zu erwarten, daß sich innerhalb einer kurzen Beratungszeit auch nach positiv verlaufenen Kontakten die gesamte Lebenssituation der Klientin immer zu einem guten Ausgang wenden ließe." Das Recht auf Beratung und Unterstützung muß jedoch rechtlich eindeutig gesichert werden. Menschliches Recht muß juristisches Recht werden.

Folgende Punkte aus der praktischen Erfahrung scheinen uns besonders wichtig:

- die „Schwellen der Ansprechbarkeit" (Panik, Angst, Druck ...)
- gesundheitliche Instabilität und Erfahrung der Kraftlosigkeit
- Beeinflussung durch das Umfeld
- Zukunftsdepressionen angesichts von Engpässen (Wohnraum, Arbeitsplatzverlust, Abhängigkeit von der Sozialhilfe, Last bisheriger Erfahrungen ...)
- wenig Möglichkeiten zur Vertiefung von Wertorientierungen angesichts des „von der Umwelt geförderten und honorierten Karriere- und Wohlstandsdenkens" (S. 46).

Schließlich ist die Problemstellung der „hautnahen Hilfe" auch auf die Ärzte und Ärztinnen auszudehnen. Sie stehen oft „vor der Gewissensentscheidung ..., ob sie eine Indikation stellen sollen bzw. können oder nicht. In diesem Zusammenhang muß auch die Bedeutung der Beratung vor einer etwaigen Indikationsstellung besser vermittelt werden. Unkenntnis über Arbeitsweisen und Möglichkeiten der Beratungsstellen führen immer wieder dazu, daß vorzeitig die Festlegung auf einen Schwangerschaftsabbruch erfolgt ... Ebenso alleingelassen sind aber auch Ärzte/Ärztinnen und Pflegepersonen, die angefragt sind, an einem Schwangerschaftsabbruch direkt mitzuwirken. Unter welchen Voraussetzungen sollen und müssen sie von ihrem Recht Gebrauch machen, diese Mitwirkung abzulehnen? Für diese schwierige und schwerwiegende Gewissensentscheidung brauchen sie ethische Richtlinien und Orientierungshilfen." (S. 47)

Die Beziehungskonflikte und äußeren Engpässe lassen für die betroffenen Frauen eine Zwangssituation entstehen, in der hohe Anforderungen an ihre wahre Autonomie gestellt werden. Mitleid und Hilflosigkeit in der Einwirkung auf bedrängende Umstände lassen für Mediziner und Pfleger eine brisante Mischung entstehen, die sie ebenfalls unter Druck setzt. Den Druck auf das ungeborene Leben zu leiten, können wir nicht Selbstbestimmung nennen. Aber wir sind weit entfernt davon, die beteiligten Menschen für Mörder zu halten. Wir haben vielmehr vor allem, was ohne Abstumpfung, aus der Betroffenheit und dem Bemühen um Einsicht geschieht, den größten Respekt.

Zwischen hautnaher und institutioneller Hilfe – die Probleme der Betroffenen

Grenzen des Mutter-Kind-Modells?

Der Sinn des Landesprogramms „Mutter und Kind", hier am Beispiel Baden-Württemberg, ist „ein Hilfeangebot für alleinerziehende Mütter und Väter." Es will ihnen „die Möglichkeit geben, sich für einige Jahre voll der Erziehung ihrer Kinder zu widmen."

Mit dem Erziehungsgeld und den Beihilfen des Sozialamtes, das auch die Krankenversicherungsbeiträge und die Kosten für Miete und Heizung übernimmt, stehen monatlich etwa 1400,- bis 1500.- DM zur Verfügung. Voraussetzung ist jedoch, daß die Frau (der Mann) alleinstehend bleibt und weder Arbeit noch Studium über 20 Stunden hinaus annimmt. Teilzeitbeschäftigung ist möglich. Einige Studienorte ermöglichen inzwischen das Weiterstudium. Es sollte klar sein, daß eine dreijährige Unterbrechung des Studiums, einer Ausbildung oder einer kontinuierlichen Berufserfahrung im vorhinein als hohe Belastung erscheinen kann und im nachhinein dazu führt, daß mehr Sozialfälle entstehen, weil das berufliche Selbstwertgefühl, die Vermittlung von Arbeit, insgesamt eine sinngemäße Weiterführung der beruflichen Existenz erschwert sind.

Diese beruflichen Probleme können neben anderen zum Motiv für den Abbruch werden. Es gibt aber noch andere Probleme. Da ist z. B. die Kombination von Wohnungs- und Beziehungsproblemen. Wenn eine werdende Mutter z. B. in einer Wohngemeinschaft lebt, muß sie sich für das Mutter-Kind-Modell eine neue Wohnung suchen. Wenn sie keine neue Wohnung findet – was möglicherweise auch durch die bürokratischen Abläufe erschwert ist –, kann sie das Mutter-Kind-Modell nicht annehmen.

Was die Beziehungsprobleme betrifft, so beeinträchtigt die Förderung des Alleinwohnens die Aufnahme von Beziehungen für neue Partnerschaft. Wenn zudem noch Kontrollen üblich sind, wird die Sache für viele Frauen nicht mehr annehmbar.

Beruf, Wohnung, Partnerschaft sind also die Hauptprobleme.

Dies gilt auch für den Fall der Teilzeitarbeit, des Teilstudiums u. ä. Es fehlen Kindertagesstätten und Kinderbetreuungsstätten. Man kann nicht übersehen, daß die Perspektive, Mütter an die Kinderbetreuung zu binden, in die Struktur des Programmes so hineingewirkt hat, daß Zwänge entstehen, die nicht mehr akzeptiert werden. Hier ist der Ausbau von Hilfen unbedingt notwendig. Der Wohnraum sollte von Amts wegen besorgt werden können. Ergänzende Maßnahmen für die Fortsetzung beruflicher Perspektiven und für die (u. U. auch solidarische) Betreuung von Kleinkindern sind erforderlich.

Hilfe für wen? Beispiel „Familie in Not“

„Familie in Not“ ist eine Bundeshilfe für Konfliktsituationen. Sie umfaßt Zuwendungen für Schwangerschaftskleidung, Babyausstattung, auch Kinderzimmereinrichtung. Es besteht kein Rechtsanspruch, und es kann in der begrenzten „Konfliktzeit“, die eine straffreie Indikation zuläßt, zu Verzögerungen durch bürokratische und konkurrierende juristische Gesichtspunkte kommen.

Ein Ausländerpaar, beide als Studierende von Stipendien lebend, erwartet ein Kind. Ein Elternteil sollte die Bundesrepublik verlassen, weil seine Aufenthaltserlaubnis zu Ende ist. Wenn hier „Familie in Not“ angefragt wird, kann es zu der Antwort kommen, die Unterstützung (zugunsten des werdenden Lebens) dürfe das Ausländerrecht nicht umgehen. Daß eine restriktive Ausländerpolitik sich vor die Wertordnung des Grundgesetzes drängt, scheint ethisch nicht annehmbar.

Je schwerer Programme im Detail der Realität durchführbar sind und ins Dickicht unterschiedlicher Rechtsauslegungen geraten können, um so mehr haben sie eher eine Alibifunktion, als daß sie eine effektive Hilfe darstellen. Hilfeprogramme sollten nicht nach ihrer publizistischen Vermittelbarkeit, sondern nach den Erfahrungen der Praxis ausgerichtet werden.

Gegen die Diskriminierung der Adoptionsfreigabe

> Nun sprach der König: „Teilt das lebende Kind in zwei Hälften und gebt der einen die Hälfte und gebt der andern die Hälfte."
>
> Da sagte das Weib, dem das lebende Kind gehörte – denn in ihr loderte die Liebe zu ihrem Sohne mächtig auf –, zum König: „Mit Verlaub, mein Herr, gebt ihr das Kind und tötet es nicht!" Die andere dagegen rief: „Es soll weder mein noch dein sein, zerteile es!"
>
> Da nahm der König das Wort und sagte: „Gebt jener das Kind und tötet es nicht! Sie ist seine Mutter!"
>
> Und ganz Israel hörte von dem Urteil, das der König gefällt hatte, und bekam Ehrfurcht vor dem König, denn man sah, daß göttliche Weisheit in ihm war, um Recht zu sprechen (1 Könige 3, 25 ff.)

Eine schwangere Frau im Konflikt hat drei Alternativen zum Schwangerschaftsabbruch: die Unterstützung, die Abgabe in Pflege oder die Adoptionsfreigabe. Letztere ist das einzige Mittel bei einem späten Termin, wenn der Abbruch rechtlich nicht mehr zulässig ist. Das Wort „Ein Kind gibt man nicht weg" hat eine schlimme Auswirkung auf das Problem des Schwangerschaftsabbruches. Es entspricht der Mentalität, die lieber tötet oder töten läßt, als eine Auslieferung an die Fähigkeiten und Grenzen anderer Menschen in Kauf zu nehmen. Es gibt keinen Beweis, daß es besser wäre, nicht geboren zu sein als adoptiert worden zu sein. Damit soll nicht bestritten werden, daß nicht jedes Adoptionsverhältnis gelingt – aber dies gilt auch von leiblichen Kindschaftsverhältnissen.

Die Möglichkeit der Adoption muß auf andere Weise in das Bewußtsein der Gesellschaft gebracht werden: über die Sexualerziehung, über die kirchliche Verkündigung, über die staatliche Aufklärung. Wir denken, daß der Kampf gegen die soziale Misere des Schwangerschaftsabbruches mindestens ebensoviel Einsatz verdient wie der Kampf gegen die Ausbreitung von „Aids". Dabei ist die Adoptionsfreigabe nicht nur eine Alternative zum Schwangerschaftsabbruch, sondern auch zur Überforderung der Mutter und zur schlechten Pflege des geborenen Kindes.

Soll leben, was nicht überlebensfähig ist?

Bei den heutigen Methoden der Frühdiagnose ist es möglich, Schäden an Foeten festzustellen, die, unabhängig von ihrer Ursache, die Lebenserwartung dieser Foeten oder der geborenen Kinder absehbar begrenzen. Dies tritt z. B. auf Neugeborene ohne Großhirn oder auf Kinder ohne Nieren zu. Es geht hier also nur um die schwersten Mißbildungen, die ein Weiterleben nach der Geburt unmöglich machen. Vielleicht gibt es keine absolute Sicherheit in den Prognosen, aber die Frage ist in manchen Extremfällen, ob eine Beibehaltung des Lebens nicht einer unzulässigen Verlängerung des Leidens gleichkommt. Es geht hier nicht um den rechtlichen und ethischen Gesichtspunkt der Unzumutbarkeit allein, der unseres Erachtens immer ein zweideutiges Kriterium bleiben wird. Es geht um die Grenzen zwischen passiver (Unterlassung von mehr als üblichen Mitteln zur Lebenserhaltung) und aktiver (Beendigung des Lebens) Euthanasie. In diesem eine allgemeingültige Ergebnisse anstrebenden Kasuistik kaum mehr zugänglichen Bereich geht es nicht allein darum, den für die Betroffenen richtigen Ausweg zu suchen, sondern auch darum, sie in der einmal getroffenen Entscheidung menschlich anzunehmen.

Auf keinen Fall Abbruch – ist dann Sterilisation anzuraten?

Vor allem in Fällen sozialer Notlage, zumal wenn schon geborene Kinder zu betreuen sind, kann es als sinnvoll erscheinen, an Sterilisierung zu denken, sei es beim Mann oder bei der Frau. Auf der anderen Seite stehen die ablehnenden Normen der katholischen Kirche für diese Form der Empfängnisverhütung und die Bedenken gegenüber irreversiblen Maßnahmen, selbst wenn diese bis zu einem gewissen Prozentsatz als reversibel gelten können. Wir möchten in diesem Fall auf einen Gedanken verweisen, der vielleicht zur Entschärfung dieser Gegensätze führen kann. Steht bei der Sterilisierung der Wunsch im Vordergrund, die Empfängnis zu verhüten, oder der Wunsch, Schwangerschaftsabbrüche, welche man/frau anvisieren müßten, zu vermeiden? Sicherlich ist dies nicht leicht zu unterscheiden, aber wir würden jemanden, von dem wir wüßten, daß wir ihn/sie im Falle einer Schwangerschaft nicht vom Schwangerschaftsabbruch abhalten könnten, eher raten, eine Sterilisierung vorzunehmen. Viele Handlungen von Menschen sind mehrschichtig: man kann sie nicht an der Verfolgung einer Absicht hindern, aber vielleicht daran, daß sie diese Absicht auf Kosten des Lebens eines anderen Menschen verfolgen. Der amerikanische Bioethiker T. Engelhardt führt das Beispiel eines Generals an, der einen ungerechten Krieg führt, aber möglichst viele Menschen dabei schonen möchte. In seiner Kriegsführung handelt er sittlich falsch. Aber wenn wir ihn als moralische Berater nicht daran hindern können, sollten wir ihn wenigstens darin bestärken, Menschenleben, vor allem das Leben von Nichtkombattanten, zu schonen. Es scheint uns daher nicht unsinnig, wenn etwa kirchliche Beratungsstellen, die mit den Eltern soziale Notlagen voraussehen können und um die Gefahr der Schwangerschaft beginnt, zur Sterilisierung raten, selbst wenn sie diese nicht als richtiges Mittel zur Empfängnisverhütung betrachten. Unter dem Gesichtspunkt der Reduktion der Schwangerschaftsabbrüche kann Sterilisierung, die als ein empfängnisverhütendes Mittel Bedenken erzeugt, in Kauf genommen werden.

Ähnlich würden wir es ja auch in Kauf nehmen, etwas zuzulassen, das wir an sich für falsch halten, wenn es im Kontext einer ernstzunehmenden Selbsttötungsabsicht kein anderes Mittel gäbe, um den Suizidanten von seiner Tat abzuhalten. Die Intention, die Tötung von Leben zu verhindern, ist von so hohem sittlichen Rang, daß ihr nur schwer andere Gesichtspunkte entgegengestellt werden können.

Warum wirken Ärzte an Abtreibungen mit?

Viele unterstellen in der Gesellschaft, daß Ärzte ein geschärftes Bewußtsein für sittliche Verantwortung haben. Zu ihrem Berufsethos gehört, daß sie nicht töten, verletzen oder schaden sollen, vielmehr heilen, sich am Wohl des Patienten orientieren. Ärztliche Theorie steht mit Naturwissenschaft in Verbindung, ärztliche

Praxis hingegen mit Technik, Kreativität und ethischen (auch rechtlichen) Normen. Ärztliche Ethik und Arztrecht sind daher Voraussetzungen der Berufsausübung. In beiden Fällen brauchen die Mediziner, bei aller Weitergabe von Erfahrung, auch die Hilfe der korrespondierenden Wissenschaften, Ethik und Recht.

In der Frage der Abtreibung mag es Ärzte in Abtreibungskliniken geben, die Ethik durch Technik ersetzen oder zu fragwürdigen Legitimationen greifen, die auch sonst im Leben gern angewandt werden:

- die anderen tun es auch;
- wenn ich es nicht tue, dann tut es ein anderer;
- ich muß auf Vorteile verzichten.

In diesen Fällen können wir nur sagen, daß der Zugang zur Ethik noch gar nicht erfaßt ist. Es mag auch den Extremfall geben, wonach ein Arzt Embryonen und sogar Foeten generell nicht unter die Würde des menschlichen Lebens rechnet, aber er ist eher selten. In diesem Fall geht es, wie bei allen gemischten Urteilen, um die Urteilvoraussetzungen im Bereich der Beschreibung des Faktischen.

Wir gehen davon aus, daß Ärzte und Ärztinnen weit über den Zweidrittelanteil der Bevölkerung hinaus, der eine Verminderung der Abtreibungen wünscht bzw. diese für sozial nicht wünschenswert hält, Abtreibungen aus sozialer Notlage für ein Übel halten. Dies sind, wie schon öfter gesagt, über vier Fünftel der Fälle, der entscheidende Anteil. Wie denken Ärzte, an deren Gesinnung man nicht zweifeln kann, über ihre Mitwirkung daran? Sie wollen den Abbruch nicht, sind aber bereit, ihn durchzuführen. Zunächst werden sie im Rahmen ihrer Kenntnisse, soweit ihnen dies überhaupt von den Klientinnen zugestanden wird, darum bemüht sein, andere Möglichkeiten zur Sprache zu bringen. Sie müssen die Beratungsstellen einschalten, die ihrerseits auf Hilfsprogramme verweisen. Aber sie werden in vielen Fällen gerade wegen ihrer Orientierung am Wohl der Patientin und gerade, weil sie keinen Weg wissen, der an ihrer informierten Selbstbestimmung vorbei führt und zugleich ihre Würde wahrt, Indikationen ausstellen und an Abbrüchen mitwirken. Der Abbruch-Entscheid der

Frau geht ja schon voraus. 90% kommen fest entschlossen zur Durchführung des Abbruchs in die Klinik, oft verbitten sie sich Diskussionen und Ratschläge. Sie sind bereit, anderswohin zu gehen, wenn ihrem Anliegen nicht entsprochen wird. Dies mag daran liegen, daß in der Beratungspraxis – teils aus Überzeugung, teils notgedrungen – die Wertordnung des Grundgesetzes (zum Schutz des ungeborenen Lebens beraten) nicht die vorrangige Rolle spielt. In wenigen Einzelfällen können Ärzte bzw. Ärztinnen allzu offensichtlichen Abhängigkeiten der Frauen von den Eltern oder dem Freund ein Stück entgegenwirken. Manchmal geben Frauen ein Zeichen, daß sie eine Gegen-Autorität zu ihren Abhängigkeiten brauchen.

Im Vordergrund steht also ein Abbruchsersuchen, das qualifiziert und mit Nachdruck erfragt wird. Die vorliegenden Indikationsstellungen werden endgültig im Team der Klinik bzw. von der abbrechenden Stelle beraten. Indikationsstellung und Vornahme des Abbruchs müssen von verschiedenen Ärzten durchgeführt werden. In der Klinik kann jeder Arzt in die Lage kommen, einen Abbruch durchzuführen.

Es gibt Ärzte, die, fast durchweg aus religiösen Motivationen, die Mitwirkung an Abtreibungen ablehnen. Es gibt Ärzte, die nach einer gewissen Zeit von ein oder zwei Jahren nicht mehr fähig sind, die Belastung durch Abbrüche seelisch und gefühlsmäßig auszuhalten. Sie verkraften es nicht mehr. Es gibt schließlich Ärzte, die in der Spannung aushalten: den Schwangerschaftsabbruch nicht zu wollen, aber dazu bereit zu sein, vor allem aus dem Verpflichtungsgefühl, die psychischen und/oder sozialen Tode der betroffenen Frauen vermeiden zu helfen, wohl wissend, daß auch eine Abtreibung eine hohe seelische Belastung für die Frau darstellt.

Entscheidend ist der Vorgang nach der Erstellung des Indikationsbescheides, fast durchweg (bis zu 95%) bei sozialen Notlagen. Die den Abbruch vornehmende Stelle muß letztlich entscheiden. In der Klinik berät in der Regel darüber ein Team. Der den Abbruch vornehmende Arzt prüft dann nur noch die Unterlagen.

Die Ärzte haben den rechtlichen Rahmen, die Ansprüche, die an sie gestellt werden und die Funktionsabläufe des daraus entstandenen Handlungszusammenhanges nicht geschaffen. Sie versuchen, das beste für Mutter und Kind daraus zu machen. Auch die Schmerzempfindung des werdenden Lebens, das getötet werden soll, ist dabei zu beachten. Der Arzt muß auch an die Narkose des Foetus denken, insbesondere wenn es um einen Abbruch nach der zwanzigsten Woche geht, sei es aus eugenischer oder mütterlicher Indikation. Er handelt – der Vergleich ist sehr begrenzt, wir wissen es – wie ein Soldat in einem Krieg, den er nicht gewollt hat, an dem er nichts ändern kann, aber dessen Abläufe er wenigstens so weit als möglich dem Wohl der beteiligten Menschen oder besser der Verringerung der unvermeidbaren Übel, anpassen kann. Dazu gehören eine gründliche Indikationsstellung ebenso wie eine gute Zusammenarbeit mit dem klinischen Team und mit den Beratungsstellen.

Ein entscheidendes ethisches Dilemma aller Mitwirkenden

Das Kind entsteht nicht nur biologisch, vielmehr existiert es in seiner Würde, wo es zwischen Menschen zur Sprache kommt und dadurch zumindest passiv in einen kommunikativen Prozeß eintritt. Kann es nun sein, daß das Kind mit der Sprachlosigkeit der Mutter außerhalb des menschlichen Lebens bleibt? Denn kann man von menschlicher Sprache hier sprechen, wenn sie nicht zur Sprache der Annahme wird? Oder bleibt das Kind außerhalb des menschlichen Würde-Lebens mit der Kommunikationslosigkeit einer unsolidarischen und unbarmherzigen Gesellschaft, inclusive der Moralhüter gegen frühe Schwangerschaften und Adoptionsfreigaben, von der wir hier reden?

Einige angesehene evangelische Theologen (Jüngel, Käsemann, Moltmann, Rößler, vgl. Baumann) haben 1971 eine These formuliert, die das Dilemma veranschaulicht:

„Rechtfertigung des Menschen durch Gott ist die theologische Definition des Menschen (Luther), so daß zur Menschlichkeit menschlichen Lebens dessen Annahme durch Gott und deshalb durch den Menschen gehört." Daher ist „die Menschlichkeit ... nicht weniger ein konstitutives Moment des menschlichen Lebens als die Lebendigkeit ein konstitutives Moment des Menschenlebens."

Daraus resultiert die Beschreibung des Konfliktes:

„Der konkrete Konflikt ist auch als ein Konflikt zwischen dem gebotenen Schutz des menschlichen Lebens und dem gebotenen Schutz der Menschlichkeit menschlichen Lebens möglich ... Menschliches Leben ist nur dann menschliches Leben, wenn und sofern es angenommenes Leben ist. Annahme und Anerkennung gehören lebensnotwendig zum Leben eines Menschen, besonders eines Kindes, wie der Atem, die Ernährung oder die Durchblutung. Nicht angenommenes Leben führt zu Krankheit, Aggression und Tod. Im anthropologischen Grundgedanken der Annahme wird die Menschlichkeit des werdenden Lebens mit der freien Entscheidung der Eltern und der Gesellschaft vermittelt ..."

Mit einem Seitenblick auf die Position der Katholischen Kirche wird gefolgert:

„Die Forderung nach unbedingter Bewahrung werdenden Lebens stimmt mit der Forderung nach unbedingter Selbstbestimmung der Mutter darin überein, daß damit jeweils das Prinzip absoluter Selbstverwirklichung des Menschen – entweder des Ungeborenen oder der Mutter – vertreten wird. Dieses Postulat absoluter Selbstverwirklichung steht in grundsätzlichem Widerspruch zur christlichen Ethik."

Die am Überleben des werdenden Lebens quasi um jeden Preis festhaltende Position wird daher als „biologistisch", die willkürliche Selbstverfügung der Frau als verantwortungslos bezeichnet. Auch das Prinzip der „Notwehr" wird bemüht, obwohl von einem ungerechtfertigten Angriff nicht die Rede sein kann.

Das Problem dieser Position ist ihre logische Schwäche. Denn der Schutz des fundamentalen Rechtsgutes Leben ist nicht der Schutz absolut gesetzter Selbstverwirklichung. Das werdende Leben ruft nicht nach Selbstverwirklichung, sondern nach Überleben.

Der logischen Schwäche steht aber eine lebensnahe Plausibilität gegenüber. Die Lebensqualität der werdenden Mutter für das Überleben des werdenden Kindes zu „opfern", ist angesichts ihrer konkreten Nöte schwer nachvollziehbar. Denn es gibt nicht nur den physischen Tod, es gibt auch die sozialen und psychischen Tode – Todleben, das nicht erstrebenswert scheint. Die logische Grammatik der normativen Ethik ist in der konkreten Sprache ärztlicher Entscheidungen nur eine äußere Hilfe. Sie kann nicht an die Stelle des existentiellen Vollzugs treten. Die Ärzte müssen nicht nur herausfinden, was sie sollen, sondern auch was sie können. Sollen setzt Können voraus, das ist eine alte Weisheit. Kants Wunsch „Du kannst, denn du sollst", ist ein wenig realitätsfremd, wenn auch in manchen Fällen hilfreich.

Die ärztliche Mitwirkung an Schwangerschaftsabbrüchen bei sozialer Notlage zu verstehen, ist die eine Sache, sich mit ihr abzufinden eine ganz andere. Sie wollen den Frauen in sozialer Notlage ermöglichen, einen möglichst gefahrlosen Schwangerschaftsabbruch zu bekommen. Und wir meinen, daß Ärzte sich nicht damit abfinden sollten, Gutes im Rahmen des Bösen zu tun; sie sollten vielmehr mithelfen, die Institutionen und Strukturen durch Weitergabe ihrer Erfahrung bis in den Bereich politischen Handelns hinein zu verändern.

Wer das werdende Leben nicht annehmen kann, weil die Annahme (des Partners und der Gesellschaft) fehlt, kann deshalb sogar an der Annahme durch Gott zweifeln, wie Karin Struck in ihrem Roman „Lieben" zeigt: „Gott hatte sie angenommen, aber sie glaubte nicht mehr, und es war niemand mehr da, der sie annahm." (S. 375)

Nach dem Abbruch brauchen Frauen noch mehr Hilfe

Der Herr Doktor wird uns bestimmt bestätigen können, daß Ärzte und Schwestern Frauen, die nach einem Schwangerschaftsabbruch im Krankenhaus liegen, viel schlechter behandeln als Gebärende. Sie äußern für die ersteren eine gewisse Verachtung, obwohl auch sie mindestens einmal im Leben einen solchen Eingriff benötigen. Diese

Verachtung ist in ihrem Innern aber stärker als jedes vernünftige Argument, da der Kult des Gebärens ein Diktat der Natur ist. (Milan Kundera, Abschiedswalzer S. 105)

Das „Diktat der Natur" erscheint hier als Last. Aber es enthält auch die Freude, von der Simone de Beauvoir bei allem aufgeklärtem Bewußtsein berichtet: „In der Mutterschaft vollendet die Frau ihr physiologisches Schicksal. In ihr liegt ihre ‚natürliche' Berufung, da ihr ganzer Organismus auf die Fortpflanzung der Art ausgerichtet ist." (Simone de Beauvoir, Das andere Geschlecht, S. 469).

Aber de Beauvoir macht auch darauf aufmerksam, daß es ein nicht mehr natürliches Fortpflanzungsdiktat der Gesellschaftsideologie gibt, das die Überbietung der ebenfalls „natürlichen" Säuglingssterblichkeit durch die Medizin in Schranken weist. Dieses Diktat wird „ökonomisch", d. h. rechtlich statt sozial, durchgesetzt: „Die Abtreiberinnen werden verfolgt (1949 geschrieben!), statt daß man sich daranmacht, die skandalöse Einrichtung, die sich öffentliche Fürsorge nennt, zu reformieren." (de Beauvoir, S. 470) Viele Totgeburten vor der Zeit der modernen Medizin töteten das „Muttergefühl" ebenso ab wie die Schwangerschaftsabbrüche. „Wenn die Moral hierbei auf ihre Rechnung kommt, was soll man dann von einer solchen Moral halten? Es muß hinzugesetzt werden, daß die Männer, die sich so sehr um das Leben des Embryos sorgen, auch die gleichen sind, die sich besonders eifrig zeigen, wenn es sich darum handelt, Erwachsene zum Soldatentod zu verurteilen." (de Beauvoir, S. 471) Seit mindestens 50 Jahren gibt es in „zivilisierten" Ländern (Beispiel: Frankreich 1948, de Beauvoir, S. 472) ebensoviel Abtreibungen wie Geburten. Aber die Frau trägt der Männer Schuld mit: „Das einzige Sichere ist hier ihr geschwollener, blutender Leib, die Fetzen roten Fleisches, das fehlende Kind. Bei der ersten Abtreibung gehen ihr ‚die Augen auf'. Für viele von ihnen hat die Welt von nun an nicht mehr dasselbe Gesicht" (de Beauvoir, S. 477).

Wie eine Illustration dieser Zeilen Simone de Beauvoirs erscheinen die Erfahrungen der Hauptfigur Lotte bei Karin Struck:

Lotte muß die Trümmer zusammensuchen. Sie versucht zu vergessen. Zerstückelt, das angefangene Kind. Herausgesaugt, Blut und Gewebe, nichts mehr erkennbar. Weggeworfen in einen Eimer.

Immer noch denkt sie an Jochen, den sie doch vergessen sollte. Denn was soll eine Frau mit einem solchen Mann. Eine Woche lang hat sie kein Telefon aufgenommen. Zur Arbeit ist sie nicht gegangen. Sie hat sich krank schreiben lassen vom Arzt. Sie ist wie in Trance.

In ihrem Gehirn sieht es so aus wie in ihrem Geschlecht. Leer ist alles. Zerrissene Reste gehen durchs Gehirn. Sie bekommt hohes Fieber. Sie sehnt sich nach hohem Fieber. Sie denkt an ihr Rufen im Krankenhaus: Jochen, gib mir die Hand, Jochen, gib mir die Hand. Er: Verführer, Kindsverführer, Kindsmörder. Das Schwankende – soll das denn immer bleiben? Das zerrissene Kind ihr vor Augen. Blutflocken. Flokkiges Blut aus ihr. Verneinung der Geburt. Verneinung der Existenz. Was ist das: leben müssen? Selbstmord? ... Sie denkt an die Möglichkeiten sich selbst zu töten. Warum glaubte ich ihm? Wie konnte ich so vermessen sein zu glauben, er würde jemals eine Frau verlassen, mit der er fünfzehn Jahre gelebt hat? Warum mußte ich mich wieder so demütigen lassen? (S. 152 f.)

Weil der Abbruch so oft unter dem „ich habe es eigentlich nicht gewollt, nur das Austragen nicht gekonnt" steht, braucht die Frau Beistand, Hilfe, Anwesenheit mit Takt. Für Beratungsstellen gilt hier das „Du darfst wiederkommen", für die Familie „Du bist geborgen", für die Freunde „Du bist angenommen". Manches Leid verbirgt sich hinter dem Kampf gegen die Gesetze und hinter scheinbar gleichgültigen, manchmal zynischen Parolen. Durch diese Wand hindurchzugehen zu den verletztlichen, entwürdigten, niedergedrückten Menschen ist eine Aufgabe, die wahrhaft das Vorbild des ersten Christen, Jesus von Nazaret, für sich in Anspruch nehmen kann.

8. Solidarische Gesellschaft – bessere Institutionen –

Subsidiarität statt Paternalismus

Die Forderung nach Solidarität gilt den Frauen. Denn niemand kann die Frauen in der Schwangerschaft ersetzen. Ihre Leistung als Mütter aber „zählt weit weniger als eine Arbeit, die bezahlt wird" (K. Biedenkopf, Informationen für die Frau 9/90, S. 18). Solidarität ist das Zusammenstehen zur Verringerung bzw. Beseitigung von Ungerechtigkeiten. Die gesellschaftliche Solidarität hat dabei auf die Solidarität der Betroffenen Rücksicht zu nehmen. Alles andere wäre in diesem Falle Paternalismus. Für diesen gilt, daß er sich stets durch hohe und höchste Werte legitimiert: das Wohl der Kranken, der Schutz des Lebens, die Abwehr von Gefahren usw. Nicht seine Ziele sind dabei schlecht, sondern die Mittel, das Überspringen des Eigenwertes, des Eigenrechtes und der spezifischen Fähigkeiten derer, die unmittelbar mit diesen Werten zu tun haben: der Pfleger und Pflegerinnen, der schwangeren Mütter, der Sozialdienste usw.

Gegen den Paternalismus befürworten wir die Subsidiarität, d.h. die Zuständigkeit der näheren Instanz vor der höheren Instanz. Die Instanz für das Ganze (etwa eine rechtsstaatliche Verfassung) ist höher als die Instanz für das einzelne, aber sie muß erst mit dieser rechnen, ehe sie sich, so sparsam wie möglich, um ihre Autorität und Glaubwürdigkeit nicht zu verlieren, geltend macht. Die klassische Vorstellung, daß das Gewissen des einzelnen für die Entscheidungen die nächstliegende und unumgängliche Instanz ist, ist nicht so auszulegen, daß es die einzige und die umfassendste Instanz ist.

Unter solchen Voraussetzungen ist der Streit zwischen dem fundamentalen Lebensrecht und Lebensschutz einerseits und dem Selbstbestimmungsrecht der Frau andererseits zu überwinden. Wer an den Frauen vorbei Gesetze macht, macht Gesetze, die ins Leere laufen; wer am Lebensrecht vorbei Gesetze macht, macht Gesetze, die abstumpfen und blind machen. Das ungeborene Leben ist ebenso wie das behinderte Leben ein Prüfstein für die Annahme und Anerkennung eines menschlichen Lebens, dessen soziale Angewiesenheit noch größer ist als seine Selbständigkeit bzw. seine Selbstbestimmung. Wenn solches Leben nicht mehr anerkannt und angenommen wird, entsteht eine Gesellschaft, die nur die Solidarität der Stärkeren, nicht aber mehr die Solidarität im Ganzen kennt.

Welche Gesetze?

Aber welche Gesetze sind unter dem Kriterium der Solidarität zu machen, welche Institutionen einzurichten, zu erhalten und zu entfalten? In der Auseinandersetzung mit der Herausforderung des Schwangerschaftsabbruchs ist von den Reformen der 70er Jahre zu schnell und zu ausschließlich nach dem Strafrecht gegriffen worden; ebenso haben sich die Konservativen an seiner Verteidigung aufgerieben. Die Entscheidung des Bundesverfassungsgerichtes gegen die sogenannte Fristenlösung war eine Entscheidung dafür, die rechtliche Mißbilligung des Schwangerschaftsabbruches dadurch zum Ausdruck zu bringen, daß der Abbruch nur in umgrenzten Ausnahmen gestattet wird. Die Entwicklung und die Erfahrung lehren, daß der Weg praktisch von der Ausnahme zur Regel geführt hat. Geblieben ist das Bewußtsein, daß es „Ausnahmen" gibt: Ärzte, Pflegerinnen, Schwangere, die sich auch unter Druck nicht zu Abbrüchen entschließen können. Die frühere Berliner Justizsenatorin Jutta Limbach kommentiert die Entscheidung des Bundesverfassungsgerichtes:

„Es hatte dargelegt, daß der Staat zum Strafrecht als dem schärfsten ihm zur Verfügung stehenden Mittel greifen dürfe, wenn der von der Verfassung gebotene Schutz des ungeborenen Lebens *nicht anders* zu erreichen ist. Dahinter verbirgt sich die Annahme, daß das schärfste zugleich das wirkungsvollste Mittel sei. Doch dieser Glaube an die Allmacht des Strafrechts ist längst nicht mehr ungebrochen.“ (Limbach, S. 16; Hervorhebung von uns)

Wir stehen vor der Herausforderung, wie eine Verringerung der Schwangerschaftsabbrüche und ein Schutz des Lebens auf andere Weise als durch das Strafrecht zu erreichen sein wird. Das macht dieses nicht funktionslos, bevorzugt aber die nächstliegenden gegen die schärfsten Mittel. Jutta Limbach zitiert den Kriminologen Heinz Steiner mit einer allgemeinen These, die gar nicht für den Schwangerschaftsabbruch aufgestellt wurde, nichtsdestoweniger hier hilfreich sein kann:

„Wem es ernsthaft darum geht, unerwünschte Handlungen seltener zu machen, der sollte sich in seinem Nachdenken von der Idee des Bestrafens und Einschüchterns und ‚Verbesserns‘ der Leute lösen und sich auf das Verhindern schwieriger Situationen und moralischer Überforderungen konzentrieren.“ (Limbach, S. 17) Besonders hervorzuheben ist hier, daß auch die Idee der Besserung der Menschen durch die Liberalisierung des Strafrechts, die uns in der Diskussion der ersten Hälfte der 70er Jahre häufig begegnet war, eine Illusion sein kann.

Einer der Fehler unseres Bewußtseins besteht darin, daß wir uns das Recht vor allem unter dem Gesichtspunkt der Sanktion, der Strafandrohung, vorstellen. Wir denken zu wenig an das Recht unter dem Gesichtspunkt positiver und konstruktiver Rechtsansprüche. Wenn daher von sozialen Maßnahmen und von Hilfe die Rede ist, denken wir an die freien gesellschaftlichen Trägerschäften, wie die Kirchen oder die Stiftungen, wir denken an möglichst unbürokratische Sozialhilfen und an spontane Solidarität von Gruppen und einzelnen Idealisten. Worum es aber entscheidend geht, ist, daß die soziale Solidarität auch rechtlich und institutionell weiter entwickelt wird. Das ist eine politisch-ethische und rechtsethische Aufgabe ersten Ranges.

Kurt Biedenkopf hat dieses Anliegen folgendermaßen zusammengefaßt:

> „In der Reform der Sozialsysteme und des Steuerrechts, im Aufbau einer den Kindern und Eltern dienenden Infrastruktur an Kindergärten und Ganztagsschulen, in einer entsprechenden Korrektur der Wohnbaupolitik, vor allem aber in einer wirklichen politischen Anstrengung, den gesellschaftlichen und sozialen Status derer, die sich für das Kind entscheiden, zu verbessern: Darin liegen die eigentlichen Aufgaben staatlicher Politik. Unfähigkeit und Versagen in diesen Bereichen zugunsten weiterer staatlicher Aufwendungen für mehr Mobilität, mehr Individualismus, mehr kollektiver Entlastung von tragbarer persönlicher Verantwortung: Darin liegt die Pflichtverletzung des Staates. Ihre Folgen mit strafrechtlichen Mitteln zu Lasten der ‚Opfergruppe‘ Frauen unterdrücken zu wollen, wird nicht nur das Strafrecht, sondern auch die gesellschaftliche Moral weiter korrumpieren.“ (Biedenkopf, S. 19)

Die Analyse ist in diesen Sätzen schärfer als das Profil der besseren Institutionen, auf die wir noch zu sprechen kommen. Sie läßt sich mit einem Beispiel erläutern: Je mehr bei Arbeitsplatzknappheit Mobilität zur Chance wird, um so mehr wird familiäre Stabilität als Voraussetzung für Kinder gefährdet. Umzüge, Wohnungssuche, Arbeit für beide, Mann und Frau, all das muß bewältigt werden. So haben wir den Eindruck, daß die Lösung für ein Problem (z. B. Arbeitsplatz oder billiger Wohnsitz) für die Lösung eines anderen Problems (erster oder zweiter Kinderwunsch) zum Hindernis wird. Wir wollen den analytischen Ansatz besonders hervorheben, weil er deutlich macht, daß ein Kriterium der institutionellen Veränderung gerade nicht in der Beförderung von Individualismus, Konsumismus und Verantwortungsarmut liegen soll, sondern in der Ermöglichung von Solidarität. Diesen Punkt hat Biedenkopf besonders scharf herausgearbeitet:

> „Es sind die Fragen nach der inneren Widersprüchlichkeit einer politischen und gesellschaftlichen Wertordnung, die die Emanzipation des Individuums auch im Sinne der Befreiung von personaler Verantwortung fördert, die Förderung jeglichen Individualinteresses begünstigt,

Risiken auch dort kollektiv bewältigt, wo ihre personale Bewältigung durchaus zumutbar wäre – aber im konkreten Falle der Schwangerschaft durch strafrechtliche Normen ein Einstehen für personale Verantwortung erzwingen will." (Biedenkopf, S. 18)

Die Emanzipation ohne personale Verantwortung – wer würde da nicht an die Freizügigkeit von Sex- und Gewaltkonsum denken? Bei der Förderung des Individualinteresses fällt uns der Boom im klinischen Beitrag gegen die Unfruchtbarkeit der Frau ein, bei der kollektiven Bewältigung individueller Risiken ein Krankenkassensystem, das unabhängig von Pflicht zur Vorsorge (etwa in der Zahnpflege) funktioniert. Dieses Analyse des grundlegenden Widerspruches könnte freilich angesichts der Herausforderung des Schwangerschaftsabbruchs dazu führen, nach Konsequenz in der einen oder anderen Richtung zu rufen: entweder folgt auch die Situation der Schwangerschaft dem allgemeinen Gefälle der individualgerechten Entlastung von eigener Verantwortung, oder aber der §218 wird als letzte Bastion zum Fanal einer Restauration der Gesellschaft.

Biedenkopf entkommt dieser scheinbaren Logik. Denn er weist mit Recht darauf hin, daß die Schwangeren und die Mütter in unserer Gesellschaft „eher geduldet als geschätzt" sind. Woran liegt das? „Nicht die Lebensbedingungen der Familie, sondern die Organisationsbedingungen der Wirtschaft bestimmen unsere sozialen Systeme und unsere gesellschaftlichen Wertvorstellungen. In der Produktion ist die Schwangere und die ihrem Kind verpflichtete Mutter eher ein Störfaktor. Auch unter denjenigen, die ständig für das Recht des ungeborenen Lebens eintreten, sind viele, die in ihren Büros lieber die ungebundene Frau als die alleinstehende Mutter beschäftigen." Wir können hinzufügen: Dies gilt auch für die Dienstleistungsbetriebe, für die Krankenhäuser, für Großorganisationen, überall dort, wo ein Funktionsablauf – der unbestritten hohen Zielen dienen kann – sich nicht mehr über seine Mittel Rechenschaft ablegt.

Der Widerspruch zwischen unseren prägenden Wertvorstellungen und der Anerkennung von „Gemeinschaftsleistungen", die nicht in den Kreislauf „Leistung – Geld – Status" oder in den Kreislauf „Leistung – Produkt – Anerkennung" gehören, ist beträchtlich. Er bezieht sich auch auf die nichtentlohnten realwirtschaftlichen Tätigkeiten wie die Hausarbeit. Biedenkopf geht mit Recht ins Gericht mit dieser Ungerechtigkeit:

> „Schwangerschaft und Kindererziehung durch die Frau werden nicht als die Grundlage des Wohles aller, als persönliche Erfüllung für den einzelnen (die einzelne?), als respektable Leistung und wesentliche Lebensarbeit angesehen, die die Gesellschaft in besonderer Weise verpflichtet. Der Tendenz nach – und vor allem im Reflex politischen und gesellschaftlichen Verhaltens – ist die Schwangere und die Mutter, die ihr Kind selbst erziehen will, eher geduldet als geschätzt …
>
> Trotz eines Übermaßes an politischer Rhetorik: Die Leistung einer Frau, die zwei oder drei Kinder geboren und erzogen hat, zählt weit weniger als eine Arbeit, die bezahlt wird. … In unserer Welt sind Selbstbestimmung, Selbstentfaltung, extremer Individualismus, unbegrenzte Mobilität, das Recht auf Karriere und auf Abenteuer bis ins höhere Alter, Freiheit von Bindungen und der Anspruch auf ständig wachsende Konsumchancen eher verherrlichte, jedenfalls dominierende Ziel- und Wertvorstellungen."

Zwar trägt auch heute noch der Wille zum Kind viel Lohn in sich selbst, aber als Sinnvorstellung ist dieser Kindeswille und die Bereitschaft „für Bindung und Beschränkung durch Verantwortung" eher in den Bereich des Heroischen geraten. Das Besondere darin wird jedoch eher als exotisch belächelt („geduldet") denn als „ unverhältnismäßig große wirtschaftliche Gemeinschaftsleistung" respektiert oder honoriert:

> „Arbeiten, ohne Kinder zu haben, ist wirtschaftlich wesentlich sinnvoller, als Kinder großzuziehen und deshalb auf Erwerbsarbeit teilweise zu verzichten. In einer Wertegemeinschaft, die wirtschaftlich richtiges Verhalten im Sinne des Individualinteresses regelmäßig belohnt, ist dies eine gewichtige Auskunft. Sie ist durchaus geeignet, die Bedrängnis mitzubegründen …
>
> Rentenanspruch aus dem Babyjahr, Mutterschutz, Erziehungsgeld und im Extremfall Sozialhilfe – all das sind Fortschritte mit bleibender Zweideutigkeit. Denn die Geringbehandlung zeigt den Mangel an Gleichbehandlung. Die Erschwernis, gerade wegen des sozialen Netzes, für Mutterschaftsgeschützte einen Arbeitsplatz mit Aufstiegsmöglich-

keiten zu finden, macht es noch einmal deutlich: „Mutter und Kind passen nicht in unsere Wirtschaftsgesellschaft, die auf ökonomische Effizienz und sozialen Schutz des Arbeitnehmers ausgerichtet ist."

Was folgt daraus? Muß uns wieder einmal unser bevorzugtes System, das der Produktion und der Dienstleistungseffizienz, dabei helfen, die Wunden zu heilen, die es schlägt? Die sozial kompensierte Marktwirtschaft hat aber gerade ihre Schwierigkeiten darin, daß das soziale Netz die Wertfeststellungen nicht kompensieren kann, welche der Markt einseitig favorisiert. Wir begründen zwar neue Dienstleistungen, aber kein neues Bewußtsein. Dieses wäre wohl nur durch einen Umbau zur solidarischen Wirtschaft und Gesellschaft, d. h. der sozial *orientierten* und nicht bloß kompensierten „freien" Institutionen zu schaffen.

So weit ist das Feld, das bei der Analyse dessen, was wir wünschen, und dessen, was die Realität beherrscht, eröffnet wird. Es gibt zuviel gesellschaftlichen Handlungsbedarf, der zwischen den Mühlen der großen Blöcke der Tarifparteien zerrieben wird oder im lobbystischen Gerangel keinen Platz findet. Schon dies macht verständlich, weshalb Frauen sich überparteilich zusammenschließen und, über ihre unterschiedlichen Auffassungen hinweg, eine solidarische Richtung suchen, die dem Leben ebenso wie dem Leiden sein Gewicht gibt. Nach Jutta Limbach sind die grundlegenden Forderungen:

„– Die Strafandrohung bei Schwangerschaftsabbrüchen in den ersten drei Monaten soll wegfallen.
– Es sind Regelungen über die staatliche Förderung von Sexualerziehung, Aufklärung und Schwangerschaftsverhütung zu treffen.
– Es sind ein Rechtsanspruch der schwangeren Frau auf Beratung sowie finanzielle und soziale Hilfe vorzusehen.
– Für Mütter – wohl auch Eltern schlechthin – sind über die Sozialhilfe hinaus wirksame Rechte und Unterstützungen vorzusehen." (Limbach, S. 16)

Die drei letzten Forderungen klingen plausibel. Aber die Plazierung der ersten Forderung an der ersten Stelle verunsichert: muß wirklich erst strafrechtliches Terrain freigemacht werden, damit soziales Terrain besetzt werden kann? Wir glauben das nicht. Unsere Grundforderung lautet an erster Stelle: nicht die strafrechtliche Auseinandersetzung als Alibi dafür zu benützen, neue Rechtsansprüche zu versprechen, aber vielleicht nicht einzulösen. Ohne erhebliche Fortschritte im Sozialrecht – das ist auch im Sinne der Entscheidungen des Bundesverfassungsgerichtes, nicht nur zum §218, sondern auch zum Ungenügen des Familienlastenausgleichs – ist jede strafrechtliche „Lösung" unglaubwürdig. Da die Paragraphen hier wenig verändern, da es praktisch nicht von großer Bedeutung ist, wenn auch unterschiedliche Paragraphen vorübergehend nebeneinander bestehen, dürfen nicht sozialrechtliche Versprechungen zum Brecheisen für strafrechtliche Änderungen werden, sonder nur umgekehrt wird ein Schuh daraus: erst Änderung im Sozialrecht! Um welche Änderung geht es?

Vereinbarkeit: die „reproduktive" Lebensphase im ganzen Lebenszusammenhang.

Viel zu wenig wird beachtet, daß die Lebensphase, in der Frauen Kinder bekommen und betreuen – ebenso wie die Lebensphase, in der Männer sinnvollerweise Väter werden und sein können – im Vergleich zu einer ganzen Lebenserwartung von ca. 75 Jahren gar nicht so lang ist. Wir nennen diese Phase der Kürze halber „reproduktive" Lebensphase. Sie wird oft durch späte Heirat und späte Familiengründung hinausgezögert. Das Problem der Planung einer der eigenen leiblichen, geistigen, nervlichen und emotionalen Entwicklung angemessenen resproduktiven Lebensphase ist die Vereinbarkeit von Ausbildung, Arbeitsplatz, beruflichem Aufstieg, individuellen und partnerbezogenen Ansprüchen. Diese Vereinbarkeit ist durch die Strukturen verhindert. Was wir haben, ist die Unvereinbarkeit einer vernünftigen Planung der reproduktiven Lebensphase mit dem System von Ausbildung,

Produktion (von Waren) und Dienstleistungen. Die Frau steht vor der falschen Wahl, sich entweder dem System anzupassen, d. h. sich auf den Weg der Selbstverwirklichung und der sozialen Anerkennung in bezahlter Arbeit zu begeben oder sich durch alte Traditionen von Heim und Herd rechtzeitig gegen diese Entwicklung abzuschotten.

Der erste, auch in diesem Zusammenhang oft vergessene Punkt ist die Vereinbarkeit von Ausbildungszeit und Beziehungs- bzw. Elternzeit. Heute ist es durchaus möglich, daß Lehrlinge oder Studierende miteinander leben können. Ihre gemeinsame Zukunft ist aber durch die Mobilität zwischen Ausbildungsplatz und Arbeitsplatz gefährdet. Daraus folgt nicht nur eine Neigung zu (meist vorübergehenden) nichtehelichen Lebensgemeinschaften, sondern auch eine Zurückhaltung gegenüber dem Kinderwunsch. Die Forderung nach kürzeren und effizienteren Ausbildungszeiten hat ihren Sinn, wenn man die Kosten für die Ausbildungsplätze isoliert betrachtet. Aber die einzelnen Funktionsabläufe wie die Ausbildung dürfen nicht isoliert betrachtet werden. Das wäre der Tod einer sinnvollen Lebensplanung. Jeder Bereich, der Lebensplanung berührt, muß mit anderen integriert werden. Vor allem gehören immer zum Ganzen der Lebensplanung die Familie und die Kinder.

So müssen strukturell Chancen eröffnet werden, um Ausbildungsvorgänge verlangsamen, unterbrechen, wiederaufnehmen und nachholen können. Dabei geht es nicht darum, Schwangerschaft als Krankheit zu betrachten und jede normale Belastung von ihr fernzuhalten. Aber es geht darum, die Angst vor der Erfüllung des weiteren Lebensplanes zu nehmen, der ja berechtigterweise nicht in der Zeit aufgehen kann, in der Kinder gezeugt und erzogen werden. Was spricht eigentlich aus dem Gesichtspunkt einer vernünftigen Lebensplanung dagegen, daß Frauen zwischen 20 und 30 (mit fließenden Übergängen) die Kinder bekommen, die sie haben wollen und verantworten können? Es ist dann durchaus möglich, bei etwa zwei bis drei Kindern gegen 40, also zu einer Zeit, in der eine neue Lebensphase beginnen kann, auch die größte Arbeit (und einen großen Teil der Freude) der Betreuung, Versorgung und Erziehung hinter sich haben. Dann ist noch Kraft genug da, noch fast ein halbes Leben vor sich, 25 Berufsjahre – die vorherige Ausbildung vorausgesetzt – zu gestalten oder weitere Familienjahre, die auch in den Genuß der Früchte der eigenen Aufbauarbeit bringen. Das alles müssen auch keine Alternativen sein. Das alles ist auch nicht nach einem Schema für alle gleich. Wir dürfen die Instabilität von Beziehungen, die Brüche und das Scheitern im Leben nicht vergessen. Aber das Leben läßt sich auch nicht aus der Erfahrung der Grenzfälle gestalten.

Andere Frauen können ihr Leben so planen, daß es, nach einer Phase allgemeiner Vorbereitung und Bildung, zum Familienleben wird, unter Einschluß der dritten Lebensphase mit Enkelkindern. Die Flexibilität der Ausbildungs- und Arbeitswelt, die es zu erreichen gilt und die im übrigen auch der familiären Aufgabe des Mannes helfen kann, soll keine Zwänge erzeugen. Es darf keinen Berufszwang geben. Deshalb ist auf der anderen Seite dafür zu sorgen, daß die Geburt und Erziehung von Kindern als Gemeinschaftsleistung – es sind ja die Kinder, die auch für andere später die Rente erwirtschaften müssen – anerkannt und entsprechend durch Erziehungsgeld, Rentenansprüche usw. honoriert wird.

Die Möglichkeit, Familien- und Erwerbsleben zu kombinieren welche für die frühe industrielle Arbeiterschaft geradezu ein Muß gewesen ist, kann durch verschiedene Maßnahmen gefördert werden, die teilweise schon auf dem Wege sind, aber erweitert werden müssen: durch den Erziehungsurlaub mit Beschäftigungsgarantie, auszudehnen von 18 Monaten auf drei Jahre, danach der Anschluß durch einen Rechtsanspruch auf Betreuung der Kinder ab dem dritten Lebensjahr, auch den Rechtsanspruch auf einen Kindergartenplatz. In einer Zeit, in der Eltern durch Zusammenarbeit mit Kindergärten und Schulen weiter gefordert werden, darf nicht der Eindruck erweckt werden, als förderten Kinderkrippen, Schülerhorte und Ganztagsschulen die Entfernung vom Kind.

Flexible Arbeitszeiten und Teilzeitarbeit, sofern sie nicht unter dem Druck von Arbeitslosigkeit zur Arbeit à la carte für die arbeitgebende Seite führen, können ebenfalls eine strukturelle Hilfe darstellen. Man muß freilich darauf aufmerksam machen, daß Kinder, wie man so sagt, ihre Ordnung brauchen (um Mißverständnisse zu vermeiden, sollte man betonen: *ihre* Ordnung) und daß eine absolut geforderte „Flexibilität" mit einer kindgemäßen Lebenswelt nicht zu vereinbaren ist, zu der Einheitlichkeit, Geborgenheit und Wärme gehören.

Da alle diese Vorschläge sich gegen eine Isolierung von Funktionsabläufen und gegen allzu bereichsspezifisches Denken richten, ist auch die Zeit der Ablösung der Kinder aus der elterlichen Fürsorge zu beachten. Sie muß in die Lebensplanung rechtzeitig aufgenommen werden, damit die berufliche Wiedereingliederung oder auch die Übernahme nichtberuflicher, sozialer und anderer wichtiger Tätigkeiten schon schrittweise vorbereitet werden kann. Auch dies macht deutlich, wie sehr eine bloße Schwangerenberatung zeitlich zu kurz greift und in eine ganzheitlichen Lebensberatung eingebettet werden muß. Beratung sollte freilich plural bleiben können. Den informellen Gruppen und Gemeinschaften und den freien Trägern kommt dabei besondere Bedeutung zu. Wir werden am Schluß dieses Kapitels noch darauf eingehen, welche Aufgaben christliche Gemeinden übernehmen können. Sie sind ein Beispiel dafür, daß weder Gesinnung von den Strukturen noch die Verantwortung vom Umgang miteinander, noch das Wort von der Tat getrennt sein dürfen.

Familienlastenausgleich

Das Bundesverfassungsgericht in Karlsruhe hat durch zwei Beschlüsse (1990) den Gesetzgeber gezwungen, den bisher praktizierten Familienlastenausgleich und die Höhe des steuerfrei bleibenden Existenzminimums neu zu ordnen. Die Quintessenz aus dem Richterspruch: Das Existenzminimum sämtlicher Familienmitglieder muß steuerfrei bleiben.

Nach Auffassung des Verfassungsgerichts wurden in den Jahren 1983 bis 1985 in der Regel der Grundfreibetrag und der Kinderfreibetrag zu niedrig angesetzt. Im Rahmen der großen Steuerreform wurde zwar der Kinderfreibetrag von 432 DM (1985) auf 3024 DM (1990) erhöht, der Grundfreibetrag auf nunmehr 5616 DM für Ledige und 11 232 DM für Verheiratete angehoben. Aber: Trotz dieser Erhöhungen reicht 1990 das vom Gesetzgeber steuerfrei gestellte Existenzminimum nicht aus.

Eine Familie mit einem Kind benötigt jährlich wenigstens 21 500 DM als Existenzminimum – eine Familie mit vier Kindern braucht 38 000 DM. Die steuerlichen Freibeträge sind demnach zu niedrig ...

(Informationsdienst des Instituts der deutschen Wirtschaft Nr. 44, 1. 11. 1990, S. 7).

Der schon angesprochene Familienlastenausgleich (Steuerfreibeträge, Kindergeld u. a.) hat seinen klaren Sinn. Möglicherweise müßte man ihn heute eher als *Eltern*lastenausgleich auffassen, weil es viele alleinerziehende Eltern gibt. Es ist fraglich, ob man bei einer durchschnittlichen Haushaltsgröße von 1,5 Personen (in der „alten" Bundesrepublik) den idealtypischen Modellfall „Familie" wie eine Realität behandeln sollte. Die steuerliche Entlastung sollte jedenfalls für eine alleinerziehende Mutter oder einen alleinerziehenden Vater größer sein als für das Ehepaarsplittung.

Wenn für ein Kind monatlich ein Minimum von DM 500,– veranschlagt wird, dann sollte dieses Minimum auch für die Eltern erreichbar sein, wenn nicht überboten werden. In welcher Weise dies über eine Kombination von Steuerfreibeträgen und Kindergeld (mindestens DM 200,– für das erste Kind, mehr für die nächsten) sinnvollerweise umgesetzt wird, ist eine Frage für Experten. Jedenfalls sollten spezifisch kinderbezogene Leistungen nicht auf etwaige Sozialhilfen angerechnet werden. Es mag sein, daß man sich hier u. U. einer Familiengrundrente „ohne Arbeit" – welch einschränkender Gebrauch des Wortes „Arbeit!" – annähert, aber diese Frage muß ohnehin diskutiert werden. Vielleicht gibt es eine Kombination von Sozialhilfe und sozialen Diensten, sofern diese vielfältig genug wählbar sind. (Warum sollte ein Sozialhilfeempfänger nicht bei unqualifizierter Arbeit im Krankenhaus aushelfen?) Auch Erziehungsgelder sollten nicht auf die Sozialhilfe angerechnet werden.

Zum Familienlastenausgleich gehört auch der soziale Wohnungsbau. Es ist eine gesellschaftliche Verpflichtung, für Gemeinschaftsleistungen durch Gemeinschaftsleistungen zu sorgen. Die Wohnungen passen sich dem Markt an, d.h. kleinere Wohnungen werden mehr gefragt, und an ihnen wird auch mehr verdient. Die staatliche Investitionsförderung muß hier gegensteuern, sonst ist von sozialer Marktwirtschaft nicht zu reden. Angebot und Nachfrage vermögen zwar Tauschgerechtigkeit, aber keine Verteilungsgerechtigkeit zu steuern. Vom Wohnungsbau über die Wohnungsvermittlung bis zum Wohngeld sind alle Anstrengungen zu unternehmen, damit solche Engpässe nicht zum Druck auf die Lebensplanung oder spezifisch zum Schwangerschaftskonflikt werden. Dies schließt auch den Bau geeigneter Wohnungen für Auszubildende, neue Formen von Gemeinschaftsräumen und Kindertagesstätten ein. Ferner gehören dazu Ausbildungsgänge und Berufsprofile in der Betreuung von Kleinkindern.

Um Vater oder Mutter zu werden, braucht man keine Ausbildung und keinen Berechtigungsschein. Aber die Fähigkeiten für diese Aufgabe fallen nicht vom Himmel. Elternvorbereitung und Elternberatung sollten als freie Angebote im Bildungsbereich zugänglich sein als eine für die Betroffenen kostenfreie Gemeinschaftsaufgabe.

Der Generationenvertrag, im Laufe der Jahrtausende vor allem als Vertrag zwischen zwei Generationen gesehen, ist heute ein Vertrag zwischen drei Generationen geworden. Die Möglichkeit, in der dritten Lebensphase Mitverantwortung zu übernehmen, kann weiter gefördert werden, indem z.B. das Reisen für ältere Leute erleichtert wird. Distanzen müssen Mitwirkung nicht verhindern. Der Generationenvertrag muß aber auch durch den Ausgleichsvertrag in der gleichen Generation ergänzt werden. Eigene Kinder sind ein Recht und keine Pflicht, aber *alle* Kinder sind für alle Zukunft und daher auch für alle Teil ihrer Verantwortung.

Es mag scheinen, als hätten wir uns weit von der Herausforderung der greifbaren Konfliktsituationen entfernt. Aber dieser Anschein entsteht nur durch unser sektorales Denken, durch das Verlernen der Fähigkeit, Probleme in ihrem Kontext und ihren Beziehungen zu sehen. Solche Isolierung aber beinhaltet Verblendung. Der Volksmund, der von der Hilfe spricht, die zu spät kommt, wenn das Kind in den Brunnen gefallen ist, hat recht. Die Erfahrungen der Schwangerschaftskonfliktberatung, die wir im vorigen Kapitel beschrieben haben, bestätigen dies. Aber dennoch brauchen wir auch Alternativen im Konflikt. Nehmen wir noch einmal „die unterschiedlichen Lebenssituationen und Bedingungen zur Kenntnis ..., die zu konfliktbeladenen Schwangerschaften und oft zum Abbruch der Schwangerschaft führen: Es gibt

- Ehepaare, die ihre Lebenspläne durchkreuzt sehen (weil sie schon mehrere Kinder haben und ‚nicht mehr von vorn anfangen wollen' oder das Gerede ‚der Leute' fürchten);
- Frauen bzw. Familien, die sich am Rand ihrer Kräfte fühlen;
- Paare in massiven Ehekonflikten;
- Verheiratete oder Geschiedene, die von einem fremden Partner schwanger werden;
- junge Frauen in der Ausbildung;
- arbeitslose, unverheiratete Frauen;
- Paare/Frauen in wirtschaftlichen oder sozialen Konflikten ..." (Option für das Leben, Rottenburg S. 32)

In all diesen Fällen wäre im vorhinein geeignete Verhütung wichtig. Eine rigide Sexualethik kann dieser nicht helfen, denn wir dürfen die Sexualethik keinesfalls über die Lebenswirklichkeiten stellen. Wir beobachten die merkwürdige Situation, daß eine sozial akzeptierte und möglicherweise sogar manchmal noch sanktionierte Sexualmoral mit hohen Abtreibungszahlen verbunden sein kann. Unter dem Gesichtspunkt, die Sünde der Verhütung zu meiden, besteht die Gefahr, alle Sünden, Verhütung und Abtreibung, gleichzustellen oder die Bestrafung für das Sexualverhalten in der Not der Abtreibung zu sehen. Verhütung braucht Beratung.

Die beratenden Ärzte brauchen u. U. mehr als medizinische Kentnisse. Wo werden sie vermittelt? Wie sieht es mit der Beratung nach der Geburt für weitere Geburten aus? Wie wird mit dem Mädchen, das die ersten Male zum Frauenarzt/ärztin geht, über eine Lebensplanung gesprochen? Werden diese Perspektiven in Ehevorbereitungskursen genügend erörtert? Wer bildet das Bewußtsein der Verantwortung angesichts der verschiedenen Wirkungsweise von Verhütungsmitteln?

Die institutionelle Hilfe besteht in der Kostenfreiheit von Verhütungsmitteln und in der Zugänglichkeit und Kompetenzförderung der Verhütungsberatung. In jedem Falle muß eine Auseinandersetzung mit der Leichtfertigkeit, mit der Gleichgültigkeit, mit der Abstumpfung und vor allem mit der Risikoakzeptanz geführt werden. Fortschritt wird in unserer Gesellschaft auf breiter Linie mit Risikoakzeptanz verbunden. Dies ist an der Entwicklung der Kernenergie und der grünen Gentechnik erkennbar, gilt aber auch für die Akzeptanz des Individualverkehrs und der Umweltbelastung, die schädlich auf den Menschen zurückwirkt.

Eine solche Risikoakzeptanz spiegelt sich im Kleinen und im Privaten. Gerade die Tatsache, daß sich mit dem Risiko über längere Zeiträume hinweg „leben" läßt, beeinflußt bzw. blockiert die Vernunft, die langfristig und präzis denken soll. Es ist schwer, im Privaten Rationalität zu verlangen, wenn öffentlich viel Irrationalität oder Schein-Rationalität akzeptiert wird.

Die Hilfe im Konflikt besteht in Mutter/Kind-Leistungen (übertragbar u. U. auf Vater und Kind). Die Leistungen aus den Bundes- und Landesstiftungen „Mutter und Kind" könnten mit einem Rechtsanspruch verbunden werden. Die unbürokratischen Hilfsfonds können Lücken schließen und Engpässe überwinden. Im Umfeld der Institutionen sollte es immer auch Kontakte zu informellen und solidarischen Gruppen geben, die lebenspraktisches Wissen vermitteln (z. B. im Umgang mit behinderten Kindern).

Die Bemühungen um eine gesetzlich verankerte Beratung haben ebenfalls Priorität, z. B. vor strafrechtlichen Modell-„Lösungen". Es geht darum, sie auszubauen, sie auf einen ausgewogenen Stil zu verpflichten (in der Abwägung von Leid und Lebensrecht) und sie genügend mit den gesetzlichen und übergesetzlichen Möglichkeiten der Hilfe sowie mit Lebensplanberatung (Beruf, Ehe und Familie) zu „vernetzen". Die Beratungspflicht im Konfliktfall erhöht auch die Einsicht in die soziale Angewiesenheit des menschlichen Lebens, die in einem isolierten Individualismus unterzugehen droht.

Adoption

Während die Adoption von Kindern durch verantwortungsvolle Männer und Frauen geachtet ist und Adoptiveltern ein Bonus haben, vor allem, wenn sie zu den eigenen Kindern noch andere aufnehmen, ist die Adoptionsfreigabe immer noch gesellschaftlich, gelegentlich auch „wissenschaftlich" diskriminiert. Im gesellschaftlichen Bewußtsein liegt dies an einem unflexiblen Verständnis der Pflichten werdender Mütter und an einer Heiligsprechung der Mutter als Bezugsperson. Man denke nur an alle bösen Stiefmütter in den Märchen! Schwangere *werden* ja erst Mütter. Das gilt auch für die Übernahme von Mutterpflichten. In der wissenschaftlichen Betrachtung liegt es an der problematischen Abwägung von Lebensqualität mit dem fundamentalen Gut des Überlebens. In einer solchen Abwägung von der Individualität zu abstrahieren und zu generellen Schlüssen über die Lebenschancen von ungewollten, behinderten oder sozial benachteiligten Kindern zu kommen, ist ein Trugschluß. Denn Schicksale können nicht zu Summen addiert werden. Und auch solchen Summen ist nicht auf ethische Generalisierungen zu schließen. Die Möglichkeiten, die das Adoptionsrecht eröffnet, sollten voll ausgeschöpft werden. Das Zentralkomitee der deutschen Katholiken hat mit Recht gegen einige Vorurteile formuliert: „Die Freigabe zur Adoption kann in besonders belastenden Fällen eine verantwortliche Entscheidung sein, die am Lebensschutz und an den Zukunftschancen der Kinder orientiert ist und uneingeschränkt Anerkennung verdient." (Erklärung „Für den Lebensschutz, 23. 11. 1990, S. 5) Man sollte freilich die Beurteilung der „besonders belastenden Fälle" nicht von außen vornehmen. Es kommt nicht darauf an, den Grad der Belastung der Mutter zu prüfen, sondern darauf, das Geschick des werdenden Lebens zu sehen. Bei der möglichen und gewissen Belastung für das Kind geht es hier in seinem Interesse um die Bewahrung des Lebens. Dabei ist nicht zu übersehen, wie belastend in ihrem Sozialzusammenhang für die Frau das Austragen des Kindes wird und daß auch das „Abgeben" eine Belastung bedeutet. Wenn möglich, ist hier mitzuhelfen, daß der Vorgang möglichst wenig bekannt wird. In vielen Konfliktfällen sollten auch die Väter in Pflicht genommen werden. Für einen Lastenausgleich sind sie die Erstberufenen, und es mehren sich die Anzeichen, daß einige dies bemerken.

Gemeinden und informelle Gruppen

In letzter Zeit stößt man immer wieder auf Erklärungen, welche die Kirchengemeinden in Pflicht nehmen. Eine sei zitiert:

> Kirchengemeinden müssen sich im Hinblick auf den Schutz des ungeborenen Lebens an ihrem glaubwürdigen Einsatz messen lassen. Bestehende Familien-, Frauen- und Helferkreise sind herausgefordert, ihre Solidarität mit Frauen und Familien in Not- und Konfliktsituationen durch tatkräftige Hilfe unter Beweis zu stellen. Diese Unterstützung muß auch Menschen zugute kommen, die sich der ... Kirche nicht oder nicht mehr zugehörig fühlen. Dabei können Menschen, die selbst eine ähnliche Situation durchlebt haben, aufgrund eigener Erfahrungen andere bei der Konfliktbewältigung begleiten. Dort, wo auch die Schwierigkeiten, die mit der Sorge für (mehrere) Kinder verbunden sind, ehrlich eingestanden, bewußt angenommen und als Bereicherung gesehen werden, können auch andere Menschen ermutigt werden, ‚ja' zu sagen zu ihrem ungeborenen Kind.
>
> Unsere Sorge gilt auch den Frauen, die sich für einen Schwangerschaftsabbruch entschieden haben. (Erklärung, S. 47)

Mögen solche Sätze sich auch noch nicht ganz von katholisch-konservativer Versorgungssprache gelöst haben (Konfliktbewältigung, Jasagermentalität, Klerikales), so ist doch das Bemühen unverkennbar, aus der Ecke der sterilen Problemleugnung herauszukommen. Das gilt auch für folgende Handlungsregeln:

- Wir fördern in der Gemeinde und in kirchlichen Gemeinschaften ... eine offene und hilfreiche Sexualerziehung in den Familien und in der Katechese.
- Wir achten in unseren Gemeinden und Gemeindehäusern auf familien- und kinderfreundliche Atmosphäre. Wir überprüfen unsere pastorale Praxis daraufhin, wie familiengerecht sie ist (im Blick auf Termin, Raum, Einladung, Gestaltung, Sprache usw.).
- Wir werben in der Gemeinde dafür, familiengerechte Wohnungen an Alleinerziehende und Ehepaare mit Kindern zu vermieten. Eigentum – gerade auch in einer Kirchengemeinde – trägt eine soziale Verpflichtung in sich.
- Wir ermöglichen oder initiieren in der Pfarrei bzw. im Pfarrverband Treffpunkte von Alleinerziehenden und stützen Aktivitäten zur Selbsthilfe.
- Wir achten die Entscheidung einer Mutter, die in ihrer Situation in der Freigabe eines Kindes zur Adoption die einzige Möglichkeit sieht, und bringen sie nicht dadurch in Mißkredit, daß wir den Eltern, insbesondere den Müttern, Verantwortungslosigkeit unterstellen.
- Wir alle müssen uns prüfen, wie wir durch unser Reden oder Schweigen Atmosphäre schaffen und durch unser Verhalten (als Eltern, Verwandte und Freunde, als Vermieter, Vorgesetzte, Arbeitgeber, Nachbarn) das Ja zum Leben fördern oder erschweren. Wir müssen uns z. B. fragen: Welche Worte fallen, wenn über eine uneheliche Schwangerschaft gesprochen wird? Erfahren Eltern, die den Mut zu einer größeren Zahl von Kindern haben, Mitfreude und Solidarität? Und sollte nicht auch mehr Vergebung und Neuanfang möglich sein zwischen Ehepartnern bei einer außerehelichen Schwangerschaft?
- Wir unterstützen den Dienst der Frauen, die sich in der Schwangerschaftskonfliktberatung täglich den Problemen und Nöten schwangerer Frauen stellen und die versuchen, menschliches Angenommensein, Orientierung und vielfältige konkrete Hilfen zu vermitteln und so eine Entscheidung für das Kind zu ermöglichen (Erklärung, S. 47)

Diese Art, die Probleme zur Selbstprüfung zu nutzen, statt auf Urteile zu reduzieren, ist auf dem richtigen Wege. Alle informellen Gruppen können sich an solchen Maximen des Handelns ausrichten.

9. Widerstand gegen den nekrophilen Charakter

Ca. 200000 Schwangerschaftsabbrüche im Jahr, trotz Verhütungsmitteln, 80% nach der Notlagenindikation in unserem reichen Land, das sich seines ausgebauten sozialen Netzes rühmt – da müssen wir zugeben, daß wir vor dem Grundwert und der Verfassungsaufgabe des Lebensschutzes versagen. Der Lebensstandard ist in unserer Gesellschaft mit der Tötung des werdenden Lebens verbunden; er nimmt diese Tötung in Kauf, und er scheint ihrer zu bedürfen. Die mehrheitliche Einstellung in unserer Gesellschaft ist eine doppelte Moral: über Zweidrittel wollen die Tötung nicht, tun aber nichts dagegen, sondern finden sich damit ab, sobald die Mitverantwortung persönliche, politische und soziale Konsequenzen einschließt.

Die Problematik der daraus resultierenden „Ersatzlösung", Fristenlösung mit Beratungsgesetz, schildert Karin Struck in einer fiktiven Debatte:

> Wir wollen, daß die Abtreibungen zurückgehen. Wir sind Politiker, sagte die Abgeordnete, wir müssen die Realität sehen, nicht das Ideal … Ich bin sicher, sagte die Abgeordnete, daß eine Beratung, die von vornherein außerhalb der Strafdrohung steht, bei einer ganzen Anzahl von Frauen den Schock, in den sie durch eine ungewollte Schwangerschaft geraten sind, lösen kann und daß es möglich sein wird, daß diese Frauen ihre Schwangerschaft annehmen. Solange sie mit ihrer Last hilflos allein und unberaten bleiben mußten, blieb ihnen oft gar kein anderer Weg als die heimliche Abtreibung. Aus dieser Not sollte die Fristenregelung die Frauen lösen … Aber wenn es 100000 heimliche Tötungen in einem Land gibt, können Sie doch nicht die Tötung plötzlich legalisieren wollen; Sie müssen sich doch als Politiker fragen, warum 100000 Menschen, die keine Verbrecher sind, töten. Sie sprechen von „Not", aber warum lindern Sie nicht die Not? Warum geben Sie nicht ein zehnfach so hohes Kindergeld?

Warum führen Sie nicht einen Mutterlohn ein? Warum führen Sie nicht in den Schulen die gesetzliche Verpflichtung ein, Jungen und Mädchen gleichberechtigt und gleichverpflichtet zu „Müttern" zu erziehen? Warum führen Sie nicht Gesetze ein, die es keinem Mann mehr erlauben, sich eine Dienstmagd und eine Mutter „ seiner" Kinder zu halten? ... Das wäre eine Revolution, sagte die Abgeordnete. Wir können keine Revolution machen, wir können nur eine Reform machen ... Und die Abgeordnete fuhr fort in ihren langen Ausführungen: Jedes Kind hat das Recht auf Zuneigung und Liebe, sagte sie. Wenn ihm die nicht gegeben werden kann, wäre es besser, es würde nicht geboren ... Ja, unterbrach Lotte, sehen Sie, meine Mutter liebte mich im Grunde ihrer Seele nicht, denn sie wollte kein Mädchen, sondern einen Jungen; also wäre es doch besser, gewesen, sie hätte mich abgetrieben; vielleicht wird es in Zukunft dahin kommen, daß Eltern sehr frühzeitig das Geschlecht des Fötus feststellen können, und wenn es nicht das „richtige", das von ihnen favorisierte Geschlecht ist, was in der Mutter heranreift, beantragen sie die Erlaubnis zum Schwangerschaftsabbruch ... Seien Sie doch nicht so unsachlich, sagte die Abgeordnete, und fuhr in ihren Ausführungen fort: Von den Männern im Talar, die mit ihren moralischen, ethischen und richterlichen Gesetzen das Geborenwerden erzwingen wollen, kümmert sich nachher keiner um das Geborene. Im Gegenteil, sie sind später sehr schnell bei der Hand, diejenigen, die sich nicht sozialisieren konnten, zu verurteilen. Deswegen klang mir das Geschrei nach dem Schutz des Ungeborenen oft grell und häßlich in den Ohren. Ich fand, es war Lüge, wenn gerade die katholische Kirche mit Wort und makabren Bildern, mit diktierten Briefen aus Schulklassen und Altersheimen und vielen anderen unlauteren Mitteln für den Schutz des ungeborenen Lebens plädierte, hat sie doch in all den Jahrhunderten die ledige Mutter und das uneheliche Kind verteufelt und aus der Gesellschaft ausgeschlossen ... *Aber Sie können doch nicht, wandte Lotte ein, der katholischen Kirche etwas vorwerfen, was die ganze Gesellschaft trifft;* die ganze Gesellschaft hat doch, und dies bis heute im Bewußtsein, die uneheliche Mutter ausgeschlossen ... Warum beschuldigen Sie die katholische Kirche der unlauteren Methoden, ohne begreifen zu wollen, daß sie aus tieferen Gründen die Abtreibung ablehnt; Sie als Atheistin – und ich als Atheistin –, sagte Lotte, wir können uns da nicht hineindenken; für die Christen hat Gott das Leben gemacht, und der Mensch darf es nicht auslöschen ... Nun, sagte die Abgeordnete, ich habe immer wieder so argumentiert, wie Sie es eben gehört haben. Ich gehe nicht von Prinzipien aus, nicht von Utopien, nicht von hohen Werten, sondern ich sehe die Realität ... Ich habe immer versucht, klarzumachen, daß die Frau als selbständiger Mensch das Recht hat, letztlich selbst zu entscheiden, so wie das Kind ein Recht hat, angenommen zu werden. Ich habe das in vielen Veranstaltungen gesagt, ich habe an Podiumsdiskussionen teilgenommen; ich habe Zeitungsartikel geschrieben, ich habe mich in Rundfunkinterviews geäußert und habe auf der Straße mit den Bürgern diskutiert. Die Angesprochenen waren sehr aufgeschlossen. Und es gab oft heftige und leidenschaftliche Auseinandersetzungen. Manchmal wogte der Saal sozusagen von beiden Seiten gegeneinander. Ich hatte den Vorteil der Glaubwürdigkeit für mich: immerhin wußte ich, wovon ich sprach, denn ich hatte selbst sechs Kinder geboren. Ich weiß, daß man eigentlich erst im vierten Monat, wenn man die ersten Bewegungen des wachsenden Kindes im Leib spürt, ein ganz unmittelbares Verhältnis zu dem kleinen werdenden Menschen findet; in den ersten Wochen, in denen man lediglich weiß: man ist schwanger, ist eine Abtreibung noch möglich, weil kein persönliches Verhältnis besteht; das Wissen um ein noch nicht Spürbares, noch nicht Realisiertes hat noch kein Verhältnis aufgebaut. (Struck, S. 222f.)

An solchen Argumenten wird deutlich, daß es Abgeordneten oft eher um eine Beschwichtung des Problems geht als um die wirkliche Herausforderung.

Nach der Entscheidung des Bundesverfassungsgerichts zum Schwangerschaftsabbruch geht es auch um das Schicksal des freiheitlichen und sozialen Rechtsstaates: „den mütterlichen Schutzwillen dort, wo er verlorengegangen ist, wiederzuerwecken und erforderlichenfalls zu stärken, sollte das vornehmste Ziel der staatlichen Bemühungen um Lebensschutz sein." Freilich sind die Entwicklungsmöglichkeiten des Gesetzgebers hier begrenzt. Von den eingeleiteten Maßnahmen werden häufig nur mittelbar oder mit zeitlicher Verzögerung durch umfassende Erziehungsarbeit und die dadurch erreichten Veränderungen gesellschaftlicher Einstellung und Anschauung wirksam.

Das „Schicksal" unserer Gesellschaft und unseres Staates ist nicht nur eine strukturelle und institutionelle Frage, wie wir sie im vorhergehenden Kapitel aufgegriffen haben. Es geht auch um die Prioritäten unserer Bewußtseinsinhalte, Wertsetzungen, Engagements und Bereitschaft zur Konsequenz. Die Tötung des ungeborenen Lebens tragen wir alle in uns, sofern wir nicht das Leben konsequent wählen, sondern den Tod des Lebendigen für die Qualität unseres Lebens in Kauf nehmen. An den Worten des Bundesverfassungsgerichts ist nur eines falsch: es geht nicht um einen Defekt des „mütterlichen" Schutzwillens. Es geht um einen Defekt des gesellschaftlichen oder sozialen Charakters unserer postindustriellen Dienstleistungsgesellschaften. An diesem Defekt haben wir alle teil. Erich Fromm nennt ihn „nekrophil".

Nekrophilie ist die Liebe zum Toten, der Hang zum Unlebendigen. Wir beobachten diese Einstellung, wo lebendige Umwelt in Beton verwandelt wird, wo Menschen ihre Gefühle in Waren ausdrücken oder sich der Lebensplan in eine Aneinanderreihung von Konsumwünschen auflöst. Die Unterscheidung von Nekrophilie und Biophilie (Liebe zum Leben) stammt von dem Sozialpsychologen Erich Fromm, der insbesondere die Wechselwirkung zwischen psychischen Energien und sozioökonomischem Wandel untersucht hat. Dabei kam er zu der Lehre vom „sozialen Charakter":

„... die Charakterstruktur des durchschnittlichen Individuums und die sozioökonomische Struktur der Gesellschaft, der dieses angehört, (stehen) miteinander in Wechselbeziehung. Das Ergebnis der Interaktion zwischen individueller psychischer Struktur und sozioökonomischer Struktur bezeichne ich als *sozialen Charakter.* Die sozioökonomische Struktur einer Gesellschaft formt den sozialen Charakter ihrer Mitglieder dergestalt, daß sie tun *wollen,* was sie tun *sollen.* Gleichzeitig beeinflußt der soziale Charakter die sozioökonomische Struktur der Gesellschaft: in der Regel wirkt er als Zement, der der Gesellschaftsordnung zusätzliche Stabilität verleiht; unter besonderen Umständen liefert er Sprengstoff zu ihrem Umbruch. (Haben oder Sein, Stuttgart 1976, S. 131).

Der soziale Charakter der „industriellen Religion"

Fromm wendet sich dagegen, Veränderungen des individuellen Bewußtseins und Veränderungen der Gesellschaft seien über neue Ideen oder Appelle an Vergangenes zu erreichen. Auch Glaubensbekenntnisse und angenehme rhetorische Übungen von Politikern und Politikerinnen, Kirchenmännern und Publizisten bzw. Publizistinnen sind pure Ideologie, wenn sie eine andere Realität voraussetzen, als sie vorfindlich ist. Ebenso ist es eine Ideologie, wenn man im Handeln etwas anderes verehrt als im Lippenbekenntnis. Man bekennt sich zur Gerechtigkeit und handelt nach der Macht, man setzt sich für die Liebe ein und lebt in Strukturen der Unbarmherzigkeit. Diesen objektiven Zynismus in Kirche und Gesellschaft hat schon Robert Musil angeprangert, wenn er in seinem berühmten Roman „Der Mann ohne Eigenschaften" zur Diagnose kommt, man könne im Namen Gottes alles tun, was sich mit ihm nicht vereinbaren lasse. *Für* die Liebe zu sein, bedeute nichts, es sei denn, man sei *in* der Liebe, und dann brauche man kein „*Für* (vgl. Der Mann ohne Eigenschaften, Reinbeck 1970, 1330). Erich Fromm hat den Christen den Spiegel vorgehalten: „Unser angeblicher Glaube an die Liebe macht uns bis zu einem gewissen Grad unempfindlich für den Schmerz der unbewußten Schuldgefühle, ganz ohne Liebe zu sein" (a. a. O. 141). Statt des behaupteten christlichen Abendlandes herrsche bei uns die „industrielle Religion" und der ihr entsprechende „soziale Charakter".

„Die industrielle Religion stützt sich auf einen neuen sozialen Charakter, dessen Kern aus folgenden Elementen besteht: Angst vor männlicher Autorität und Unterwerfung unter diese; Heranzüchten von Schuldgefühlen bei Ungehorsam; Auflösung der Bande menschlicher Solidarität durch die Vorherrschaft des Eigennutzes und des gegenseitigen Antagonismus. ‚Heilig' sind in der industriellen Religion die Arbeit, das Eigentum, der Profit und die Macht, obwohl sie – in den Grenzen ihrer allgemeinen Prinzipien – auch den Individualismus und die persönliche Freiheit förderte" (a. a. O. 143 f.). Die individuelle Freiheit und Selbstbestimmung sind bloßer Schein. Sie werden zugelassen, wo sie nützlich sind, z. B. als Konsumfreiheit oder als Freiheit, dem Weg des geringsten Widerstandes zu folgen und jede Verantwortung abzulehnen. Die Willkürfreiheit mit ihrem Gefälle ins Angenehme erhält so den Vorrang vor der Freiheit zum Widerstand und zur Selbstüberwindung.

Der soziale Charakter tendiert zur „Marktorientierung", d.h. zur Auswechselbarkeit der Persönlichkeitsmerkmale. Dies hatte Musil als „Mann ohne Eigenschaften" oder als „Eigenschaften ohne Mann", ohne menschliche Mitte, beschrieben. Überall gelten „die Personalien eines Stellvertreters", des „Hutes mit Meinung", wie ihn Helmut Heissenbüttel beschrieben hat. Den Menschen als Ware auf dem Persönlichkeitsmarkt beschreibt Erich Fromm folgendermaßen: „Das oberste Ziel des Marktcharakters ist die vollständige Anpassung, um unter allen Bedingungen des Persönlichkeitsmarktes begehrenswert zu sein." Der Mensch dieses Typus habe nicht einmal ein Ego, das ihm gehöre. Denn er ändere sein Ich beständig nach dem Prinzip: ‚Ich bin so, wie du mich haben möchtest'. Auf der Ebene des Sexualverhaltens der Frau hat dies Verena Stefan in ihrem Buch „Häutungen" ziemlich hautnah beschrieben: die Frau internalisiert die Sexualwünsche des Mannes.

> „Der eine küßte leidenschaftlich und wild, so daß ich Zähne spürte, nichts als Zähne –
> und ich küßte leidenschaftlich und wild.
> Der andere küßte sanft und erwachsen –
> und ich küßte sanft und erwachsen ...
> Der eine konnte nur in seinem Bett einschlafen, der andere mußte sich wegdrehen, der nächste wollte dicht beisammenliegen –
> und ich schlief nur in meinem Bett oder drehte mich weg oder blieb dicht beisammen liegen." (Stefan, S. 42).

Nicht nur die Persönlichkeit wird zur Ware, auch Ideen, Gefühle und Bindungen werden zur Ware. Sie können „materialisiert" werden, was sich vor allem die Werbungssprache zu eigen macht, die statt der Produkte und ihrer Sachqualitäten Assoziationen verkauft, die an die Sachen geheftet werden. Dazu kommt es zu ständigen Täuschungen und Enttäuschungen.

Fromm unterscheidet nicht-produktive von produktiven Orientierungen. Mit produktiven oder schöpferischen Orientierungen meint er die Charakterformen, welche die Fähigkeiten des Menschen erhöhen und deren Gewinn in der Steigerung seines Selbstwertgefühles und seiner Persönlichkeit liegt. Die nicht-produktiven Orientierungen sind letztlich nekrophil-destruktiv: „Alle lebendigen Prozesse, Gefühle und Gedanken werden in Dinge umgewandelt." Konsumismus, Ausbeutung, hortende Orientierung, Marktorientierung sind Bestandteile dieser Nekrophilie.

Orientierungsschwäche und Identitätsverlust

Beides gilt schon für den Umgang mit der Welt. In den menschlichen Beziehungen herrschen die Extreme der Symbiose (zuviel Nähe) und der Distanz (zuviel Kälte). Die distanzlose Symbiose lebt von Unterwerfung und Opfer, die distanzierende Kälte vom Egoismus und Konformismus. In diesem Klima sind menschliche Beziehungen oft nur Mittel, sich vorübergehend Wärme in der Kälte der Kultur zu verschaffen. Den sozialen Beziehungen kann man entkommen, indem man sie vernichtet. Sie sind ohnehin nur auf das Glück der beteiligten einzelnen ausgerichtet, sonst „bringen" sie nichts mehr, „machen" keinen Sinn mehr. Dies genügt als Rechtfertigung, damit ein junger Mann ein junges Mädchen verläßt, damit Karrieremenschen ihre Partner vernachlässigen, damit die jungen Erwachsenen ihre Eltern vernachlässigen oder damit man/frau die Bemühungen aufgibt, mit der Entwicklung des Partners mitzugehen.

Die Folgen der permissiven Herrschaft der Nekrophilie, des Hanges zum Unlebendigen, sind Orientierungsschwäche und Identitätsverlust. Verlust von Identität bedeutet den Verlust von innerer Festigkeit und zeitlicher Kontinuität der Orientierung und Entscheidung. Es beunruhigt uns, daß der amerikanische Soziologe Gerald Dworkin schreiben kann: „Fähigkeit zu entscheiden ist ein Gut, das unabhängig ist von der Weisheit der Entscheidung." Wird damit nicht der Selbstentscheid der sogenannten Privatsphäre und das persönliche Glücksstreben zur inhaltlosen Freiheit? „Wer bist du, daß du mir meine Freiheit geben könntest?" fragt bei Erica Jong die Frau ihren Mann.

Wer die Weisheit der Orientierungs- und Selbstbestimmungsfähigkeit sucht, muß bereit sein, sich lieben zu lassen, Abhängigkeiten zuzulassen, ohne der Versuchung nachzugeben, sich von ihnen bei der geringsten Belastung zu befreien. Selbstbestimmung heißt, Abhängigkeiten zu prüfen und zu steuern, nicht, sie abzuwerfen. Wir sind nicht unabhängig, weil wir von niemandem abhängen, sondern weil wir wissen, wovon wir abhängen und uns zu dieser Abhängigkeit bejahend und verneinend stellen können. Freiheit heißt nicht, Abhängigkeiten zu verwerfen, sondern innerhalb ihrer selbst unterscheiden und deshalb entscheiden zu können.

Entscheidung ohne Orientierung, Freiheit ohne Weisheit – beides betont das starke Machtgefühl des Selbst im Gegensatz zum Selbstwertgefühl, das der Mensch als soziales Wesen nicht ohne Liebe zu haben vermag. Soziale Distanz und Kälte einerseits, Distanzlosigkeit und Überhitzung andererseits führen zu Mängeln in der Selbstannahme, u. U. zur Selbstverachtung. „Wer sich selbst nicht achtet, ist bald verkommen", sagt Thomas Mann. „Liebe deinen Nächsten, wie du dich selbst liebst, nicht wie du dich selbst haßt", meint Augustinus. Der psychische und soziale „Tod", der durch das Verwandeln von Menschen in Masken und von Gefühlen in Waren zustande kommt, setzt sich fort in ihrer Unfähigkeit, Leben zu schenken und Leben zu fördern.

Die Folgen des Konsumismus oder die neuen Todesarten

Dorothee Sölle sagt mit Recht: „... ein qualitatives Lebensverständnis enthält eine emphatisch-traumatische Beziehung zum Tod. Wir sind tötbar ... Auf dem Weg nach dem Geborenwerden und vor dem Sterben läßt sich das Leben verlieren. Wäre es anders, es ließe sich auch nicht gewinnen." (Du sollst keine anderen Jeans neben mir haben, in: J. Habermas, Hg., Stichwörter zur ‚Geistigen Situation der Zeit', Bd. 2, Frankfurt 1979, S. 549).

Was ist, wenn werdende Mütter ihr Leben verloren haben? Viele spüren das Bedürfnis, ihrem Leben über das Materielle hinaus einen Sinn zu geben, aber sie wissen nicht, wie sie das anfangen können. Die Hilfen, die etwa eine christliche Verkündigung des neuen Lebens anbietet, sind ihnen oft sprachlich nicht zugänglich, zu wenig durch hautnahe Wirklichkeitserfahrung gedeckt und zu schnell bei einem Leben, das es auf dieser Erde nicht gibt.

Die Folgen des Konsumismus sind neue Todesarten. Der Mangel an emotionaler Zuwendung und solidarischer Anerkennung führt zum Verlust der Seele. Sie wird gleichsam durch die Kreisläufe zwischen Produktion und Konsum, zwischen Funktion und Funktionieren erübrigt. Ohne Seele können die Versprechungen der Bedürfnis- und Wunscherfüllung aber nicht eingelöst werden. Zudem wird weitaus mehr versprochen, als für die Allgemeinheit zugänglich ist. So entsteht mitten in der Fülle Frustration. Wo aber scheinbar Leistung zu Genuß führt, ist es ein Genuß ohne Genießen, weil die tieferen Gefühle, Seele und Geist, nicht mitschwingen. Der nekrophile Charakter, der aus dem „Kreislauf von Produzieren und Konsumieren" (D. Sölle) entsteht, schränkt in seiner Betonung von Streß und Hast auch die Sozialzeit ein, die Menschen füreinander brauchen. Dem Verlust an individueller Seele entspricht der Verlust an Solidarität im Leben und im Tod. „In der Stadt sterben die Leute allein", sagte uns einmal eine Bauersfrau aus dem Dorf, in dem wir leben.

Das Leben wahrhaft, d.h. unter Mitschwingen von Gefühl, Seele und Geist, genießen zu können, das Leben aus der Selbstwerterfahrung heraus achten zu können, das Leben aus der Annahme heraus fördern zu können – das wäre die neue Tugend der „Lebensförderlichkeit" oder die „Kunst der Verlebendigung" (ars vivificandi), die der Biophilie, der Liebe zum Leben, entsprechen würde. Diese Haltung ist eine Prävention gegen die Mühlen des Todes, in welche bedrängte Frauen geraten können, deren Aggression gegen sich selbst sich mit Zustimmung der Gesellschaft in Aggression gegen das werdende Leben verwandeln kann oder in eine tödliche Mischung von Leid, Mitleid und Angst.

Auch eine offene Einstellung zum Tod ist wichtig. Er ist der Inbegriff der Tatsache, daß wir Menschen endliche, begrenzte, fehlerhafte und sozial angewiesene Wesen sind. Diese Erfahrung der Kontingenz steht gegen die Erfahrung der Machbarkeit, der technischen, bürokratischen und damit delegierten Problemlösung. Zu dieser Erfahrung gehört, daß wir unser zukünftiges Schicksal nicht berechnen können, daß wir ebensowenig das Recht haben, die Zukunft im vorhinein zu verurteilen, wie wir das Recht haben, von ihr die Erfüllung unserer Ansprüche zu erwarten.

Widerstand gegen Selbstaggression und Selbsttötung

Mutter und Kind im Zustand des Werdens – das Mutterdasein und das Kindsein liegt noch vor ihnen. Es ist eine Symbiose, ein Ineinander, ein Zwei-Eines des neuen Werdens. Niemand kann das werdende Leben berühren, ohne die werdende Mutter zu berühren. (Das macht ja gerade den frühen Embryo in der Petrischale so berührbar und manipulierbar – gegen dieses Bild wehren sich viele Frauen aus spontanem Gefühl.) Niemand kann der werdenden Mutter begegnen, ohne dem werdenden Leben mit zu begegnen. Es atmet und konsumiert mit, die seelischen Erfahrungen gehen auf es über. Die Mängel an Annahme führen, wie belegt ist, zur Erhöhung leiblicher Schädigungen.

Die Aufnahme des werdenden Lebens in die Selbsterfahrung der Frau ist von vielen, vor allem von Männern, als Bedrohung des Eigenlebens und der Eigenrechte dieses Lebens verstanden worden. Dazu hat sicher die unglückliche Formulierung „mein Bauch gehört mir" beigetragen. Sie ist gleichsam der negative Niederschlag der gegen die Frau geltend gemachten Verfügungsrechte. Oft, wenn wir etwas ablehnen, lassen wir uns von dem Schlechten anstecken, das in dem steckt, was wir ablehnen. Aber die Selbsterfahrung, von der wir schon im ersten Kapitel sprachen, meint etwas anderes: ich muß mich zu mir selbst in dieser Veränderung erneut stellen können. Alle Fragen des Selbstwertgefühles und der Selbstannahme werden dadurch verschärft.

Sie werden vor allem von zwei Seiten verschärft. Zum ersten von der Seite des Mannes, der die Frau fallen läßt, wenn sie schwanger wird. Der unfähige, der überlastete, der unreife, der unfreie Mann ist ja nicht so selten anzutreffen. Der Übergang von emotionaler Wärme in distanzierende Kälte schafft einen Schock, der Selbstwertgefühl und Selbstannahme erschwert. Insofern ist noch einmal auf die Ähnlichkeit zwischen der Versuchung zum Schwangerschaftsabbruch und der Versuchung zur Selbsttötung hinzuweisen. Daß schwangere Mädchen früher ins Wasser gingen (in Extremfällen noch heute), war ein sichtbarer Ausdruck dieses Zusammenhanges.

Zum zweiten entscheidet das mitmenschliche Umfeld mit. Die Versuchung, „unproblematische" Zustände wiederherzustellen, die Selbstaggression der Betroffenen zu verstärken statt Gegenkräfte zu motivieren, eigene Frustrationen auf das schwächste Glied abzuleiten, an der tödlichen Mischung von Leid, Mitleid und Selbstverachtung mitzuwirken, ist allgegenwärtig. Widerstand gegen den nekrophilen Charakter muß der Mensch bei sich selbst üben. Was nicht unter normalen Bedingungen zur Haltung geworden ist, läßt sich unter Streßbedingungen nicht abrufen.

Der Schwangerschaftsabbruch als eine Selbstaggression und eine Art Selbsttötung zieht, wie die Betroffenen und praxiserfahrenen Betreuerinnen sagen, eine Art Selbstbestrafung im Selbstwertgefühl und in der Selbstachtung mit sich. Die Strafe liegt hier nicht in rechtlichen Sanktionen, sie liegt eher, sozusagen mit einer alttestamentlichen Formel gesprochen, in einem Zusammenhang von „Tun und Ergehen". Im Handeln selbst spüre ich schon die Folgen. Handelnd erleide ich. Die Schrecken dieses Täterinnen-Opfer-Zusammenhanges sind literarisch oft geschildert worden. Das Selbstidentifikationsdrama der Deutschen, Goethes Faust oder Gretchentragödie, baut darauf auf. Folgender Text von Karin Struck macht die Selbsterfahrung nochmals präsent:

> In einem Buch über das Jenseits findet sie den Namen der Abtreibungsstadt.
>
> Sie blutet, und vierzehn Tage später blutet sie schon wieder. Sie liest, daß Frauen, die unter Zwang abgetrieben haben, Zwischenblutungen haben…
>
> Eine merkwürdige Verschlossenheit hat von ihr Besitz ergriffen; sie hält still; sie wartet, um nicht aus den Fugen zu gehen, um nicht wieder vollkommen haltlos und apathisch zu werden. Die Kinder retten mich, denkt sie. Diese lebenden Kinder retten mich. Der Gedanke wächst in ihr, daß in der A. die Todesfrage sich für sie kristallisiert hat. Sie scheut das Wort Abtreibung. Das Wort schmerzt sie so tief. Sie

kürzt es ab. Es schmerzt so, daß alles gefühllos wird. Sie träumt von Jochen…

Erinnerte er sich, daß er bei ihrer Mutter um ihre Hand anhalten wollte? Erinnerte er sich, daß er ihre Hand bei der Geburt halten wollte? Erinnerte er sich, daß er sie zur Abtreibungsklinik gefahren hatte und dort seine zuckersüßen, weichlichen Hände sie mit lauen Sätzen zurückhalten wollten?

Es ist grauslich, sich immer wieder kurz daran zu erinnern, daß der Vater ein Mädchen und die Mutter ein Mann sein sollte. Es ist grauslich und unangenehm, erinnert zu werden, daß *zwei,* Mann *und* Frau, nötig sind, um ein Kind zu zeugen. Mir wäre es angenehmer, wenn die Kinder allein von der Frau erzeugbar wären.

Ich hab mich zur Abtreibung zwingen lassen; jetzt krieg ich kein Kind mehr, sagt Frieda.

Selbstmord als Ende wäre das Gesetz meines Lebens, denkt sie.

Der Schrei.

Sie träumt die Todesträume. Sie träumt von Jochen. Ihr Vater führt sie auf einen Flur eines Hotels; dort an der Erde liegt ein Baby, starr und wächsern; die Füße starrten so hoch; das Baby hatte eine Schweinsnase und war entsetzlich häßlich; es war angezogen; es war tot. Ihr Vater zeigte ihr auch die Mutter, die auf demselben Flur lag; sehr leidend lag sie auf einem Bett und wurde von einem seltsamen Arzt versorgt; sie hatte ein verzerrt abweisendes, entrücktes Gesicht; man sah, daß sie furchtbar litt; der Vater ließ sich vom Arzt erklären, wie er die Mutter zu Hause zu versorgen hätte. Die Mutter lag nach einer Totgeburt dort.

Mein Kind, mein Kind, aus Blut und Schleim, du angefangenes Kind, aus mir herausgestoßen, mein Kind, mein Kind, mein Noch-Nicht-Kind, mein Fleisch und Blut, mein Noch-Nicht-Fleisch-und-Blut, zersaugt, zerwirbelt vom Druck, zerstört mein Fleisch und Blut. Du Nichtgeborenes, Totgeburt, Todgeburt. (Struck, S. 178 f.)

10. Die neue Ethik – Autonomie und Solidarität

Ein Kindsmörder und die Frage nach dem Subjekt der Verantwortung

Von Friedrich Hebbel gibt es eine 1849 entstandene Kurzgeschichte, die den Titel „Die Kuh" trägt. Darin wird von einem armen Bauern erzählt, der im Begriff ist, seinen sozialen und wirtschaftlichen Status entscheidend zu verbessern. Er hat die schwer erarbeiteten Kassenbriefe zusammen, die er zum Ankauf einer Kuh benötigt. Mit der sonntäglichen Pfeife im Mund, sein spielendes Kind zu seinen Füßen, erwartet er Frau und Knecht mit der Kuh. All seine Gedanken konzentrieren sich auf diese Kuh, die sein Lebenswerk darstellt. Zwei Esel hat er schon, das Pferd soll der Sohn schaffen. Während er in Gedanken dem Erwerb der einzelnen Kassenbriefe nachhängt, benützt er ein altes Stück Zeitung als Anzünder für seine Pfeife, tritt dann ein kurzes Stück vor die Tür, um nach der Kuh Ausschau zu halten. Indessen greift das Kind nach dem brennenden Zeitungsfetzen und wiederholt das Flammenspiel an den Kassenbriefen. Der zurückkehrende Vater sieht seine Hoffnung zu Asche geworden, schmettert das Kind gegen die Wand und erhängt sich mit dem für die Kuh bestimmten neuen Strick im Stall. Die Frau findet das Kind, der Knecht den Bauern. Der Schreck der Entdeckung läßt den Mann mit brennender Kerze die Leiter herunterfallen; Stall und Haus stehen in Flammen; Frau, Knecht und Kuh kommen darin um.

Der Sinn der Geschichte scheint zunächst das durch Zufall unausweichlich hereinbrechende Geschick. Aber bei genauerem Zusehen erkennt man, daß die Unausweichlichkeit von Zufall und Geschick an sozialen Bedingungen hängt und nur insofern unausweichlich ist, als ein festes Verhaltensschema an seine Grenze kommt und an dieser Grenze die Orientierung fehlt, so daß keine sittliche Entscheidung mehr möglich ist, sondern nur noch Aggression gegen das Geschick, die sich gegen das Kind und gegen sich selbst richtet:

Wie hier der Vater sein Kind tötete, so tötete früher die Kindsmörderin. So viel hat sich bis heute nicht verändert – das Töten wird vorverlegt in den Mutterleib. Die Erfahrung der Zumutung des Opfers gegen das gesellschaftliche Schema tritt noch während der Schwangerschaft ein, die ohnehin einen Dauerzustand der Ausnahme, der Veränderung darstellt. Die Betroffenen können aber den sozialen Druck, der ihr Bewußtsein ausfüllt, nicht durchschauen. Das Geschick selbst ist anonym, ist unangreifbar, so wie es Hans Magnus Enzensberger in Worte kleidet:

> etwas, das keine farbe hat, etwas
> das nach nichts riecht, etwas zähes,
> trieft aus den verstärkerämtern,
> setzt sich fest in die nähte der zeit
> und der schuhe, etwas gedunsenes,
> kommt aus den kokereien, bläht,
> wie eine fahle brise die dividenden
> und die blutigen segel der hospitäler
> mischt sich klebrig in das getuschel
> um professoren und primgelder, rinnt,
> etwas zähes, davon der salm stirbt,
> in die flüsse, und sickert, farblos,
> und tötet den butt auf den bänken ... (1959)

Gegen das Anonyme, das Geruch- und Farblose, das Klebrige und Zähe kann sich die Aggression nicht richten, genauer: nicht auswirken. Aber das anonyme Böse ist nur anonym durch Mangel an Transparenz und Bewußtsein. Der Betroffene Enzensbergers hört nur „Getuschel" davon; der Betroffene Hebbels hört gar nichts davon. Dabei geht es um das gleiche Phänomen: Der Handelnde merkt nicht, daß sein Handeln durch Normen vorherbestimmt ist, die nur in bestimmten Bereichen gelten sollen oder die sogar falsch sind.

Blicken wir von daher auf Hebbels „Kuh" zurück. Das Ringen um die Kuh ist soziale Norm: Besitz durch Leistung. Das Schema ist so selbstverständlich, daß es gar nicht mehr bedacht werden kann, und der Mensch handelt wie ein Produkt dieses Schemas. Als Produkt eines sozialen Schemas kann sich der Mensch nur „verhalten"; er ist nicht fähig zu „handeln". Handeln setzt ursprünglich Entscheidung voraus, Entscheidung wiederum setzt voraus, daß das Schema der Situation von außen oder von innen durchbrochen wird. Der Bauer, der sein Kind tötet, reagiert automatisch aggressiv auf das Anonyme, das er nicht durchschaut. Dieses Anonyme ist hier die Determination zum Besitz, und diese Determination ist so sehr zur „conditio humana" im konkreten Fall geworden, daß ohne die Kuh Leben keinen Sinn mehr hat. Die Kuh steht für den Status, der durch Besitz erworben wird, während andererseits der Besitz durch Leistung erlangt wird.

Ein Fernsehfilm „Auto" beschreibt das gleiche Phänomen im heutigen Horizont. Auf der Jungfernfahrt mit dem 50000,– DM-Auto, in dem symbolisch seine Lebensleistung im Status übersetzt ist, parkt ein Mann so nahe neben dem Gebrauchtwagen zweier junger Photographen, daß beim gleichzeitigen Öffnen der Türen eine Lackschramme am jungfräulichen Statussymbol entsteht. Der Mann setzt die Frustration seiner sozialen Existenz in Aggression um, verfolgt unter großer Verkehrsgefährdung die Schuldigen und erwürgt einen von ihnen. An die Stelle der Kuh ist das Auto getreten; das Phänomen bleibt unverändert. Auch dieser Mann handelt nicht aufgrund einer Entscheidung; er verhält sich aggressiv gegen Menschen, weil das soziale Verhaltensschema, in das er eingepaßt war, für ihn anonym bleibt, und zwar genau an der Stelle, an dem sein Sinn zum Widersinn wird.

Das in Dichtung und Film anvisierte Phänomen ist in dreierlei Hinsicht erschließend für die Lage des Menschen in einem System, das seine Zwänge im Bewußtsein der Individuen ablagert. Zum ersten besteht eine offenkundige Korrespondenz zwischen dem gesellschaftlichen Zusammenhang zwischen Status, Besitz und Leistung einerseits und dem ebenso grundlegenden wie unreflektierten Verhaltensschema des einzelnen Menschen andererseits, des Menschen, dessen gesellschaftlicher Wert sich nach dem Grade der Anpassungssteigerung innerhalb der sozialen Determinante bemißt. Man könnte sich eine solche Anpassungssteigerung im Sinne von Hebbels Bauern kontinuierlich vom Esel zur Kuh, von der Kuh zum Pferd, vom Pferd zum Auto, vom Auto zum Flugzeug als Statussymbole vorstellen, bis dann der Mensch als Je-Set-Teilnehmer selber zum Statussymbol wird. Auf die Lage verheirateter Frauen angewandt, können wir sagen: ein Kind kann selbst zum Statussymbol, weitere Kinder können zur Verhinderung der Anpassung an das Schema Leistung-Besitz-Status werden.

Zum zweiten besteht eine offenkundige Leere an der Stelle, an der die Anpassungssteigerungsrate durchbrochen wird, wobei es hier nicht darauf ankommt, wodurch das geschieht. Der Bauer, der die Asche seiner Kassenbriefe in den Händen des Kindes sieht, „erstarrt" zunächst. Der absolute Durchbruch durch den absoluten Lebenssinn macht fassungslos. Solange die soziale Determinante Status, Besitz, Leistung absolut ist, weil sie selbstverständlich und undurchschaubar ist, fehlt bei ihrem Versagen jede Orientierung zur überlegten Bewältigung der Situation. Man/frau ist der Situation unterlegen, nicht überlegen. Es ist, als wären wir eine Beute in den Schlingen der Ausweglosigkeit. Wir sind nicht außerhalb des Netzes. Das ist die Situation der unerwünschten Schwangerschaft: es gibt keinen Standort außerhalb für die betroffene Frau. Das Netz aber ist die Interpretation ihrer Lage, die durch die Zwänge des kollektiven Bewußtseins bestimmt ist.

Zum dritten ergibt sich gerade aus dieser absoluten Orientierungslosigkeit und Unterlegenheit, die der Situation dessen entspricht, der ausweglos an die Wand oder in die Ecke gedrängt ist, die Aggression, und diese Aggression richtet sich gegen den Anlaß, nicht gegen die Ursache. Eine solche Aggression ist der negative Umschlag der Anpassungssteigerung; dabei ist hier gleichgültig, ob sie sich gegen den Menschen selbst oder gegen seine Mitmenschen richtet. Aggression entsteht hier aus versagter Anpassungssteigerung, überspitzt gesagt: Aggression erscheint als Variante der Anpassung. Denn gerade die Anpassung an ein als selbstverständlich und damit unbewußt absolut genommenes Verhaltensschema trägt die Aggression in sich, wo dieses Schema versagt und damit die bisherige fraglose Orientierung hinfällig wird. Nur, wo Erkenntnis des Verhaltensschemas und geübte Distanz davon da ist, entsteht in diesem Augenblick eine Aggressionsschwelle, die Zeit zum Überlegen gibt und damit die Möglichkeit zu sittlichem Handeln.

Die sittliche Komponente kann erst dort eintreten, wo der Mensch aus dem Verhaltensschema – hier Anpassung und Aggression – tatsächlich herauskann, wo er also handeln kann. Handeln hat immer etwas mit dem Durchbrechen des Menschen durch die eigene Unmündigkeit zu tun. Dazu sind Bedingungen bei ihm selbst, aber auch Bedingungen in der Gesellschaft nötig.

Die Frage, ob der Mensch als einzelner sich überhaupt sozialen Verhaltensschemata, die ihn determinieren, entziehen kann, hat zwei Seiten: die Frage nach den Möglichkeiten in ihm selbst und die Frage nach der Ermöglichung dieser Möglichkeiten in der Gesellschaft. Die Frage ist nicht, inwieweit der Mensch undeterminiert bleibt, sondern inwieweit ihm seine Verhaltensdeterminationen so transparent sind, daß er, er selbst, handeln, sie durchbrechen kann. Denn bestimmend ist nie eine Determinante allein, und zwar von dem Augenblick an, in der sich der Mensch ihrer bewußt ist und die Beziehung zu anderen Determinanten herstellt.

Sittlichkeit ist erst möglich, wenn der Mensch zum Handeln in der Lage und befähigt ist. Der Bauer und der Autobesitzer aus unseren beiden Beispielen schienen dazu weder in der Lage noch fähig zu sein. Ihr Verhalten ist entweder angepaßt oder reaktiv; eine Reflexionsmöglichkeit kommt nicht in den Blick und damit auch kein auf Entscheidung beruhendes Handeln: Taten von Menschen, aber nicht menschliches Tun. Das bedeutet nicht, daß ihre Taten etwa nicht moralisch qualifizierbar sind, aber eine solche Qualifikation wäre abhängig von der Beantwortung der Frage, inwieweit ihr Gefangensein in Anpassung und Reaktion selbstverschuldet ist. Tötung und Selbstmord sind ja hier nicht auf jeweiligen Einzelentscheidungen beruhende Handlungen, sondern – subjektiv gesehen – Ausdruck absoluter Auswegs- und Orientierungslosigkeit.

Würde das also bedeuten, daß Sittlichkeit erst da zur Frage

wird, wo der Mensch aus dem Bereich des unentschiedenen, weil eigentlich entscheidungslosen Verhaltens nach sozialen Determinanten herauskommt, Stellung bezieht, Entscheidungen fällt, Konflikte löst, reflektiert handelt? Daß also zum Beispiel eine schwangere Frau, die die Bedrängnis ihrer Situation subjektiv als so absolut empfindet, daß sie eine Abtreibung vornehmen läßt, letztlich im Hinblick auf diese konkrete Tat, wenn auch nicht im Hinblick auf ihr ganzes Leben, nicht entweder sittlich oder unsittlich, sondern weder sittlich noch unsittlich handelt, weil sie ja gar nicht in den Bereich sittlichen Handelns vorgestoßen ist? Daß umgekehrt jemand, der ohne Überlegung einem Ertrinkenden nachspringt, im Hinblick auf die konkrete Tat weder sittlich noch unsittlich handelt, weil er sich nach einem Schema verhält? Mit anderen Worten: wird Sittlichkeit erst da zum Thema, wo an die Stelle der Schemata moralischen oder unmoralischen Verhaltens die reflektierte ethische Entscheidung tritt oder wo diese zumindest der in der konkreten Tat zum Ausdruck kommenden Grundeinstellung zugrunde liegt? Dann wäre der Mensch erst am „Ende der Moral", dort, wo er aufhört, sich zu verhalten, in seinen Grenzentscheidungen also, am Beginn der Ethik! Dann wäre die Ethik dort anzusetzen, wo die schematische Orientierung des Verhaltens an normativen Kräften in der Gesellschaft aufhört. Dann wäre die Grundfrage dieser Ethik die gesellschaftliche und die persönliche Ermöglichung sittlichen Handelns. Aber genau hier liegt das Problem. Wie kommen wir als einzelne aus den „Determinanten" heraus? Wir können sie weder leugnen, noch von ihnen absehen, noch aus ihnen herausspringen. Sie zeigen im konkreten Fall ihre starke Macht, im Falle des Schwangerschaftsabbruches beim Partner, bei der Familie, in der Nachbarschaft und am Arbeitsplatz. Wir haben den Eindruck, daß Schwangere ethisch überfordert sind, wenn nicht dem Netz des sozialen Verhaltens ein Netz der Geborgenheit in ethischer Solidarität begegnet. An diesem sollten diejenigen mitwirken, die Erfahrungen haben: die Frauen, die Konfliktschwangerschaften austragen, die Frauen, die abgetrieben haben, die Beraterinnen, die Ärztinnen. Eine Ethik des Helfens zur Ermöglichung von Verantwortung sollte an die Stelle einer Ethik des Urteils treten. Eine Ethik, die sich in der Logik des Urteilens erschöpft, könnte als pharisäisches Alibi verstanden werden, sich konkrete Menschenliebe zu ersparen.

Sich gegen das Denken jenseits von Ehrfurcht und Würde zur Wehr setzen

Wir sahen schon, daß gegen den Schutz des ungeborenen Lebens eingewandt wird, die Zuerkennung von Würde gebühre nur Personen. Personen aber seien durch Selbstbewußtsein und die Fähigkeit zur Selbstbestimmung gekennzeichnet. Wenn man aber die Würde des Menschen als Person auch menschlichen Wesen, die noch keine Personen seien, zuerkenne, dann versuche man, der Gattung Mensch gegenüber der Vielfalt der empfindungsfähigen Wesen einen Vorzug einzuräumen, der ihr als Gattung ebensowenig zukommen, wie einem Menschen ein Vorzug aufgrund seines Geschlechtes oder seiner Rasse zukommen dürfe. Das Festhalten und Betreiben des Gattungsprivilegs wird dann, wie wir schon gesehen haben, von Peter Singer als „Speziesismus" gekennzeichnet. Durch eine gattungsfreie Unterscheidung von Personsein einerseits und Empfindungsfähigkeit andererseits werden Kriterien möglich, die zwar einerseits jedes Leben schützen, sofern es empfindungsfähig ist, also auch das ‚individuelle' Leben der Tiere, andererseits aber die Schutzwürdigkeit menschlichen Lebens, das nicht unter den Begriff des Personseins fällt, auf die allgemeine Schutzbedürftigkeit und -würdigkeit empfindungsfähiger Wesen beschränkt.

Gegen diese Art des Denkens haben wir folgende Einwände:

1. „Speziesismus" benutzt durch Analogiebildung die negativen Assoziationen zu Rassismus und Sexismus. Hier wird ein Beweisgang überspielt, daß nämlich nur unter Voraussetzung, daß die Gattungsunterscheidung Mensch – Tier falsch ist, diese Analogiebildung richtig ist.
2. Der Personbegriff ist entweder elitär und damit für viele, die zu den menschlichen Lebewesen gehören, diskriminierend,

oder er ist ohne die Beziehung des Menschen auf den anderen Menschen (soziale Angewiesenheit) nicht formulierbar. Dann enthält er jedoch eine Solidarität der Menschheit, die alles menschliche Leben mit individueller Tendenz einschließt.

3. Rassismus und Sexismus sind Verballhornungen eines Phänomens, daß nämlich Menschen verschieden sind und daß wir dem gerecht werden müssen. Wir halten die physischen und psychischen Unterschiede zwischen Mann und Frau für „moralisch relevant", jedoch nicht als Ranggesichtspunkt, sondern unter Gerechtigkeitsaspekten (Gleiches ist gleich, Ungleiches ist ungleich zu behandeln). Dies ist auch die Basis für einen feministischen Ansatz. Auch die Unterscheidung zwischen christlicher Bruderliebe und allgemeiner Menschenliebe (siehe J. Ratzinger, Die christliche Brüderlichkeit, 1966) ist keine Rangordnung, sondern eine unvermeidliche praktische Abfolge (Jesus beantwortet die Frage „Wer ist mein Nächster?" mit der Frage „Wem bin ich Nächster?"). Man darf beim Notleidenden keinen Unterschied machen, aber dem Nächsten kann ich schneller, besser, effizienter helfen als dem Fernsten usw.
4. Die biologische Herkunfts- und Funktionsgleichheit der Intelligenz und anderer Eigenschaften bei Mensch und Tier mag über den Gencode, die evolutionäre Entwicklung usw. vermittelt sein, einen moralischen Status begründen sie nicht. Der Mensch hat seinen moralischen Status nach Kriterien der philosophischen Anthropologie. Würde er diesen Status aufgeben, wäre dies wieder eine Entscheidung seiner Philosophie. Menschen können Tiere „berücksichtigen", Tiere können das nicht. Freiheit im moralischen Sinne läßt sich nicht aus einer biologischen Erklärung der Empfindungsfähigkeit verstehen.

Die Speziesismus-Argumente lösen die Sorge aus, in Kauf genommene, aber nicht gebilligte Fakten der Tötung könnten nun erstens akzeptiert und zweitens grenzenlos ausgeweitet werden. Die Ethik darf sich, um präzis zu sein, nicht bei spielerisch ausprobierten Argumenten aufhalten. Sonst liefert sie sich an Interessen aus, die solche Argumente zur Legitimation benutzen. Die Schwellen zwischen vormenschlichen und menschlichen Lebewesen aufzugeben, wäre ein „Dammbruch". Die moralisch relevante Weisheit lautet zudem, daß Handlungen, die vielleicht in Extremfällen unter sehr differenzierten Begründungen ethisch legitimierbar wären, dann zu unterlassen oder zumindest nicht zu propagieren sind, wenn dies dazu führt, daß Faustregeln ihre Bedeutung verlieren. Dieser Bedeutungs-Verlust läßt sich am Schwangerschaftsabbruch leicht nachweisen. Die soziale Notlage war, wie wir gesehen haben,

- erst Begründung für Straffreiheit,
- dann begründete sie Nicht-Rechtswidrigkeit,
- dann entsprach sie der Legalität („legaler" Abbruch), war also rechtskonform (was z. B. nach der deutschen Verfassung eigentlich gar nicht geht),
- dann hatte man einen Rechtsanspruch auf Abtreibung, falls die Indikation vorlag, einen Anspruch, den man mit Erfolg einklagen konnte.

In ein ähnliches Gefälle könnte die Früh-Euthanasie kommen, oder sie ist schon darin. Die differenzierende Beurteilung ist zwar in der fallbezogenen praktischen Beurteilung wichtig, aber sie taugt nicht zur Herausbildung von Verallgemeinerungen.

Die Empfänglichkeit und Eignung eines Wesens begründet zwar Gemeinsamkeit, aber nicht Gleichheit zwischen Tier und Mensch. Die menschliche Gemeinschaft mit ihrer Solidarität für die Einschränkungen des menschlichen Lebens läßt sich nicht soziobiologisch verstehen.

Die Pro-Solidarität mit Lebewesen (warum zieht man aber nur die Tiere und nicht die Pflanzen heran?) können wir verstehen und teilen. Aber sie ist keine Con-Solidarität. Wir wären bereit, einem Schwein, das unter die Quäler gefallen ist, zu helfen, wie Jesus nach einer alten Bibellegende einem geschlagenen Esel aufgeholfen und seine Wunden geheilt hat. Das heißt Pro-Solidarität im weiten Sinn. Aber das werdende Baby fällt für uns unter das Schöpfungswort „Fleisch von meinem Fleisch, Bein von meinem Gebein". Wer es unter dem Gesichtspunkt, daß es nicht leidensfähiger ist als ein Tier, dem Schwein gleichstellt, muß es unter dem Gesichtspunkt der Con-Solidarität der Menschen vom Schwein klar unterscheiden. Die moralisch relevante Frage ist nicht nur, wieviel Leidensfähigkeit in einem Lebewesen vorliegt, sondern *wer* es denn nun ist, der leidensfähig ist.

Der Kampf gegen das Leiden schließt das Ertragen von Leiden nicht aus

Wir konstatieren das Scheitern der Bewältigung und der Aufarbeitung des Leidens in unserer heutigen zeitgenössischen Gesellschaft trotz hoher Anstrengungen und Erfolge in der *Beseitigung* bzw. in der *Einschränkung* des Leidens. Das Scheitern der Bewältigung und der Aufarbeitung des Leides ist zugleich das Scheitern der humanwissenschaftlichen Antworten auf das Leid, die mit der an Freud orientierten aufgeklärten Sozialpsychologie begonnen haben. Mit Recht hatten diese Antworten gesagt, das Leid sei nicht zu verdrängen, sondern das Leid solle man gewahr nehmen und man solle versuchen, es dadurch zu bewältigen, daß man es in einer Art „Trauerarbeit" des Bewußtseins Schritt für Schritt in der Erinnerung aufarbeitet.

Die Wissenschaft selbst ist meist wesentlich bescheidener als ihre Rezeption. Aber die Menschen haben den Promotoren der Aufhebung des Leidens *durch* die Wissenschaften mehr geglaubt als den Wissenschaftlen selbst und in sie große Hoffnungen investiert. Und so scheint heute im Alltag, von den Medien immer wieder befördert, die Antwort auf das Problem des Leidens zu sein: es aufzuarbeiten und durch Aufarbeitung zu bewältigen. Diese Antwort ist nicht falsch. Aber die Erkenntnis, daß diese Antwort unzulänglich ist, nimmt immer mehr zu. Mit dieser Erkenntnis entsteht die Frage, ob nicht in der lebendigen Überlieferung des Christentums die Idee des Leidannehmens eine wichtige Ergänzung und Korrektur zu den Theorien der Aufarbeitung des Leides darstellen könne.

Die gleiche Bewußtseinsänderung wird auch im Hinblick auf

das sogenannte „Problemlösungsverhalten“ sichtbar. Zu unserer Gegenwart einer aufgeklärten wissenschaftlichen und technischen Zivilisation gehört auch das Bewußtsein, daß Probleme gelöst werden müssen und nicht nur ausgehalten werden dürfen. Eine Beziehung zwischen Menschen ist z. B. soviel wert, als sie die Probleme lösen kann, die sich für den einzelnen Menschen in ihr stellen. Diese „Problemlösungsmentalität“ schafft zugleich Problemlösungserwartungen und damit einen Problemlösungsdruck im Alltag. Zu beobachten ist, daß immer mehr Menschen heute merken: dieser Weg der Problemlösungserwartung und des Problemlösungsdrucks stellt *nicht nur eine Erleichterung* für den Menschen dar. Selbstverständlich gibt es Erleichterung durch Problemlösung. In den meisten Fällen ist es richtig, wenn man sagt, Probleme müssen gelöst, sie dürfen nicht weiter ausgehalten werden.

Aber daneben gibt es eine andere Dimension, die unvermeidliche Kontingenzerfahrung im menschlichen Leben, die Erfahrung bleibender menschlicher Unzulänglichkeit, und diese Erfahrungen kommen eher zu kurz, als daß sie wirklich wahrgenommen werden. Es ist z. B. völlig richtig, wenn im Hinblick auf die Stellung einer Frau in den mitmenschlichen Beziehungen in Familie und Ehe aber auch in anderen gesellschaftlichen Lebensbereichen, davon gesprochen wird, daß die Probleme menschlicher Über- und Unterordnung, entstanden auf Kosten der Frau, aufgearbeitet und gelöst werden müssen. Es ist richtig, diesen Weg praktisch zu verfolgen. Aber auf der anderen Seite entsteht doch immer wieder das Problem, daß man beim Verfolgen dieses Weges auf die Grenze unserer Möglichkeiten stößt, die Herrschaftsverhältnisse zwischen den Menschen abbauen zu können oder Beziehungsverhältnisse zwischen den Menschen so zu gestalten, daß sie ein Bild gereinigter Freiheit und Liebe darstellen.

Im Jahre 1978 hat die Menschenrechtskommission des Europarates erklärt, der Mensch habe ein Recht darauf, „nicht unnütz zu leiden“. Hinter dieser Erklärung steht zum Beispiel das Bewußtsein, das sich in unserer hochspezialisierten medizinischen Spitzentechnologie anmeldet. Für alle spezifischen Leidensmöglichkeiten, die den Menschen auf der Ebene der Krankheit des Leibes, aber auch der Krankheit der Seele begegnen können, gibt es im modernen Bewußtsein so etwas wie einen „Rechtsanspruch" darauf, jeweils die entsprechende Hilfe, und zwar eine effiziente Hilfe, zu erfahren; für jedes Individuum und für jeden Fall. Sicherlich ist daran etwas Richtiges. Unnützes Leiden haben wir zu lange, manchmal aus sogenanntem christlichem Geist, manchmal aus einer mißverstandenen „mystischen" Frömmigkeit heraus, hingenommen und nicht bekämpft. Aber auf der anderen Seite geraten wir mit solchen Grundsätzen wie mit dem Rechte des Menschen, „nicht unnütz zu leiden", in eine Schere: letztlich hat dann möglicherweise der einzelne Mensch, man kann das am Beispiel des generativen Verhaltens zeigen, sowohl ein Recht darauf, daß alle Probleme, die er mit unerwünschtem Nachwuchs hat, beseitigt werden, als auch, daß alle Probleme bewältigt werden, wenn er keinen Nachwuchs bekommen kann, bis zu den Mitteln der Befruchtung außerhalb des Mutterleibs und anderer daraus folgender Problemlösungen, die sehr viel weitergehen.

Immerhin: es gehört zu unserem Bewußtsein, ein Recht darauf zu haben, „nicht unnütz zu leiden". Die Voraussetzung, daß jedes Individuum dieses Recht hat, erschwert uns den Zugang zu einer Erfahrung des Leidannehmens.

Aber wenn wir das Leidannehmen verlernen, verlernen wir, uns selbst als leidensfähige Wesen anzunehmen und nehmen an uns nur die aktive Seite positiv wahr. Für ein ganzes Menschsein schließt der Kampf gegen das Leid das Ertragen von Leiden nicht aus. Es wäre ja sonst wohl auch kein Kampf, sondern eine bloße Erwartung von Lösungen und damit eher ein Erleiden.

Was die Menschen lernen können, um mit der Bedrohung des Lebens in ihrer eigenen Lebensplanung besser umzugehen.

Menschen, die für ihre eigene Würde dazulernen, können auch für die Würde jedes einzelnen menschlichen Lebens dazulernen. Sie müssen sich freilich darum bemühen, ihre Möglichkeiten besser zu entfalten. Dazu seien abschließend einige Leitsätze aufgestellt:

1. Auflehnung gegen die normative Kraft des Faktischen. Wer sich an dem orientiert, was ohnehin der Fall ist, kann die ethische Verantwortung aufgeben. An ihre Stelle tritt die Rechtfertigung durch Anpassung.
2. Keine Risiken akzeptieren in einer Welt, in welcher ohnehin, zum großen Teil notgedrungen, eine Menge Risiken akzeptiert werden müssen. Ein Risiko, das zu einer unerwünschten oder problematischen Schwangerschaft führen könnte, ist wie ein Todesrisiko zu behandeln. Da es hier um menschliches Leben geht, gibt es keine Äquivalente. Ein fundamentales Gut kann nicht aufgewogen werden und darf daher auch nicht zum Gegenstand von Risikoplanung werden.
3. Nicht in Besitzansprüchen denken. Das Problem, das aus dem Besetztsein durch solche Ansprüche stammt, ist: unter dem Aspekt des Habens ist alles verfügbar und ist alles miteinander vergleichbar und austauschbar. Lieber vernichten als hergeben, ist eine tödliche Alternative.
4. Nicht auf eine Rolle fixieren lassen. Wer in der Lebensplanung allzu sehr fixiert ist, empfindet eine Änderung des Lebens als Leiden, obwohl sie vielleicht von Vorteil sein könnte. Wenn Männer entdecken, daß sie auch als Hausmänner und Kinderbetreuer bestehen können – warum sollten Frauen nicht entdecken, daß die berufliche Karriere für sie nicht zwingend sein muß?
5. Sich selbst annehmen können. Niemand kann das, weil er es soll. Sollen setzt Können voraus, nicht umgekehrt. Etwas zu können, das kann das Ergebnis von Einübung sein. Selbstannahme läßt sich üben. Aber sie steht unter den Bedingungen unserer sozialen Angewiesenheit, braucht also Hingabe, Liebe, Solidarität.
6. Solidaritäten suchen. Isolation führt leicht zur Überforderung. Die Suche nach Mitgetragensein von der Betroffenheit und dem Einstehen anderer ist um so erfolgreicher, als sie bereit ist, sich als angewiesen zu begreifen und sich helfen zu lassen. Dies soll nicht

nur für Notzeiten gelten, dann ist es in Notzeiten um einiges leichter. Götzen sind daran erkennbar, daß sie Solidarität verhindern. Auch diese Erkenntnis kann geübt werden.

7. Selbstbestimmung begreifen lernen. Selbstbestimmung im Sinne ethischer Verantwortung ist etwas anderes als Selbstbestimmung im Sinne des ungestörten Verfolgens von Bedürfnissen und Wünschen. Selbstbestimmung sucht die Tiefe des eigenen Strebens nach dem Ganzen des Glückes auf, die Entschiedenheit im Ganzen, die allen Entscheidungen zugrundeliegt und die uns ein gutes Gewissen macht, wenn wir ihr folgen. Selbstbestimmung bedeutet gewiß auch Befreiung aus falschen Ansprüchen, falschen Autoritäten, falschen Kompromissen, falschen Paternalismen. Aber nicht alle Ansprüche, Autoritäten, Kompromisse, ja nicht alle Versuche, Einflüsse geltend zu machen, sind falsch.
8. Orientierung suchen. Es gibt keine Selbstbestimmung ohne Orientierungsfähigkeit. Es gibt keine Entscheidungsfähigkeit ohne Orientierungsbereitschaft. Die Balance zwischen Selbstbestimmung und Orientierung wird dadurch hergestellt, daß Orientierung durch freie Anerkennung und nicht durch Zwang etwas gilt.
9. Frei lassen können. Der Mangel an Gelassenheit macht uns selbst unfrei. Auch die Zukunft muß frei gelassen werden, sie ist kein Besitzstand der planenden Vernunft, sondern eine Freigelassene der Zeit. Das gilt für das eigene Schicksal und für das Schicksal der Kinder. Nicht wir tragen die alleinige Verantwortung, und wir tragen nicht die letzte Verantwortung. Im Rahmen einer neuen Ethik, die an der Verbesserung der Bedingungen arbeitet, unter denen der Mensch Träger von Freiheit und Würde und damit auch Träger sittlicher Verantwortung sein kann, ist das Joch der Pflicht leichter und die Bürde der Verantwortung sanfter zu machen. Aber übernehmen müssen wir sie alle.

Literatur

(Hervorhebungen in längeren Zitaten (kursiv) sind mit wenigen Ausnahmen von uns in die Texte eingebracht.)

Allgemein

Abtreibung, Sittengesetz und Strafrecht. Erklärung der Glaubenskongregation zum vorsätzlichen Abort. In: Herder-Korrespondenz 29 (1975) 18–23.

Gerhard *Amendt,* Michael Schwarz, Das Leben unerwünschter Kinder. Universität Bremen 1990.

Till *Bastian* (Hg.), Denken – Schreiben – Töten. Zur neuen „Euthanasie"-Diskussion. Stuttgart 1990.

Jürgen *Baumann* (Hg.), Das Abtreibungsverbot des § 218 (Demokratie und Rechtsstaat, Bd. 20), Neuwied – Berlin 1971.

Simone *de Beauvoir,* Das andere Geschlecht. Sitte und Sexualität der Frau. Hamburg 1951.

Anneliese *Bergmann,* Frauen, Männer, Sexualität und Geburtenkontrolle. Die Gebärstreikdebatte der SPD im Jahre 1913. In: Karin Hausen (Hg.) Frauen suchen ihre Geschichte. Historische Studien zum 19. und 20. Jahrhundert, München 1982, 81–108.

Bevölkerungsentwicklung und Bevölkerungspolitik in der Bundesrepublik = Der Bürger im Staat 37 (1987) Heft 3, hg. v. der Landeszentrale für politische Bildung Baden-Württemberg.

Kurt *Biedenkopf,* Frauen in Bedrängnis. In: Informationen für die Frau 1990, Heft 9, 17–19.

Franz *Böckle* u. a., Armut und Bevölkerungsentwicklung in der Dritten Welt, Zentralstelle Weltkirche der Deutschen Bischofskonferenz, Bonn 1990.

Gerd K. *Döring,* Empfängnisverhütung. – Ein Leitfaden für Ärzte und Studenten. Stuttgart – New York, [11]1988.

Klaus *Dörner,* Tödliches Mitleid. Gütersloh 1989.

Anne-Lydia *Edinghaus* / Rolf Andreas Zell, Der Mensch als Material. Embryo im Labor, in: Bild der Wissenschaft 25 (1988) Heft 6, 48–58.

Albin *Eser,* Hans A. Hirsch (Hg.), Sterilisation und Schwangerschaftsabbruch, Stuttgart 1980.

Albin Eser/H.-G. Koch (Hg.), Schwangerschaftsabbruch im internationalen Vergleich. Rechtliche Regelungen – Soziale Rahmenbedingungen – Empirische Grunddaten. Teil 1: Europa. Baden-Baden1988. Teil 2: Außereuropäische Länder. Baden-Baden 1989.

Family Planning. Handbook for Doctors, hg. v. der International Planned Parenthood Federation by Ronald L. Kleinmann, 6. Aufl. London 1988.

Gemeinsame Erklärung des Vorsitzenden der Deutschen Bischofskonferenz und des Vorsitzenden des Rats der Evangelischen Kirche in Deutschland „Zur Frage nach dem Schutz des Lebens im Prozeß der Vereinigung der beiden deutschen Staaten" vom 23. August 1990.

Johannes *Gründel* (Hg.), Abtreibung – Pro und Contra, Innsbruck, Wien – München – Würzburg 1971.

Romano *Guardini*, Das Recht des werdenden Menschenlebens. Stuttgart / Tübingen 1949.

Hans Ludwig *Günther*, Strafrechtswidrigkeit und Strafunrechtsausschluß, Köln u. a. 1983.

Cornelia *Helfferich*, Verlangte Vernunft, verweigerte Verantwortung. Über die Schwierigkeiten von Frauen, ein Tabu zu verhüten. In: Monika Simmel (Hg.), Weibliche Sexualität. Von den Grenzen der Aufklärung und der Suche nach weiblicher Identität, Braunschweig 1987, 39–66.

Hans-Dieter *Hiersche*, RU 486 des Pharmakonzerns Roussel-Uclaf. Ärztliche und medizinrechtliche Überlegungen. In: Der Frauenarzt 31 (1990) Heft 9, 893–894.

Paul *Hoffacker* u. a. (Hg.), Auf Leben und Tod. Abtreibung in der Diskussion. Bergisch Gladbach 1985.

Verena *Kast*, Trauern. Stuttgart 1982.

Franz-Xaver *Kaufmann*, Kinder als Außenseiter der Gesellschaft. In: Merkur 34 (1980) Heft 8, 761–771.

Karl *Knörr* / Lauritzen, Christian, Lehrbuch Gynäkologie und Geburtshilfe, ... bes. S. 78–99.

Josef *Koch*, Kinderfamilien. Kirchensteuern und Existenzminimum. In: Information Nr. 251, Dezember 1990, hg. v. Priesterrat und Diözesanrat Rottenburg – Stuttgart durch Gabriele Miller, 21–23.

M. *Koschorke* / J. F. Sandberger, Schwangerschaftskonfliktberatung, Göttingen 1977.

Helga *Kuhse*, Peter Singer, „Should the Baby live?" The Problem of Handicapped Infants. Oxford – New York – Melbourne 1985.

Anton *Leist*, Eine Frage des Lebens. Ethik und Abtreibung und der künstlichen Befruchtung. Frankfurt – New York 1990.

Libreria delle donne di Milano, Wie weibliche Freiheit entsteht. Eine neue politische Praxis. 2. Aufl. Berlin 1989.

Jutta *Limbach*, Konzertierte Aktion zum § 218. In: Informationen für die Frau 1990, Heft 9, 15–17.

Dietmar *Mieth*, Geburtenregelung. Ein Konflikt in der katholischen Kirche. Mainz 1990.

Dietmar *Mieth*, Leben – eine philosophische und theologische Grundorientierung, in: Katholische Bundesarbeitsgemeinschaft für Beratung (Hg.), Kirchliche Beratung – Hilfe zum Leben, Freiburg i. Br. 1990, 43–56.

Option für das Leben. Überlegungen zu Schutz und Förderung des ungeborenen und des geborenen Kindes, hg. v. Seelsorgereferat der Diözese Rottenburg – Stuttgart, Materialdienst 27, Rottenburg Januar 1990.

Hans *Reis,* Das Lebensrecht des ungeborenen Kindes als Verfassungsproblem, Tübingen 1984 (Literatur!).
Hans *Rotter,* Konflikte um das Leben, Innsbruck – Wien – München 1976.
Hans Martin *Sass,* Wann beginnt das Leben? In: Die Zeit, Nr. 49 vom 30. November 1990, S. 95.
Eva *Schindele,* Gläserne Gebär-Mütter, Vorgeburtliche Diagnostik – Fluch oder Segen? Frankfurt a. M. 1990.
Wigand *Siebel* u. a., Soziologie der Abtreibung, Stuttgart 1971.
Peter *Singer,* Praktische Ethik. Stuttgart 1984 (engl. 1979).
Bernhard *Strauß,* Empfängnisverhütung und Sexualverhalten der Männer, in: Gotthard Fuchs (Hg.), Männer, Düsseldorf 1988, 80–98.
Peter F. *Tauber,* Die intrauterine Kontrazeption, in: Gynäkologe (1984) Heft 3, 185–193.
Theologische Quartalschrift Tübingen, Themaheft Schwangerschaftsabbruch = 151 (1971) Heft 3.
WHO Scientific Group Report: Mechanism of action, safety and efficacy of intrauterine defices = World Health Organisation, Technical Report Series 753. Genf 1987. Deutsch: Nourypharma.
Jean-Pierre *Wils* (Hg.), Euthanasie, Sonderheft Ethik und Unterricht, Tübingen 1991.
Zentralkomitee der deutschen Katholiken, Für den Lebensschutz der ungeborenen Kinder in Deutschland, Erklärung vom 23. November 1990.

Literarisches

Hans Magnus *Enzensberger,* An alle Fernsprechteilnehmer, in: Wolfgang Weyrauch (Hg.), Expeditionen, Deutsche Lyrik seit 1945, München 1959, 126.127.
Friedrich *Hebbel,* Die Kuh. In: ders., Gesammelte Werke II, Gütersloh o. J., 565–569.
Heinrich von *Kleist,* Die Marquise von O…, In: ders., Erzählungen. dtv Gesamtausgabe Bd. 4, München 1964, 94–130.
Milan *Kundera,* Abschiedswalzer. Roman. München – Wien 1989 (tschechisch 1979).
Pascal *Lainé,* La dentellière. Paris 1974. dt. Die Spitzenklöpplerin. Hamburg 1978.
Robert *Musil,* Tonka. Erzählung. In: ders., Drei Frauen. Text, Materialien, Kommentar, hg. v. Karl Eibl, München 1978.
Verena *Stefan,* Häutungen (Frauenoffensive), Berlin 1975.
Karin *Struck,* Lieben. Roman. Frankfurt a. M. 1977.
Maxie *Wander,* Guten Morgen, du Schöne. Frauen in der DDR. Darmstadt 1978.